Dhirja Goel
Tamanna Singla
Sukhdeep Singh

Escova de dentes

Dhirja Goel
Tamanna Singla
Sukhdeep Singh

Escova de dentes

Passado, presente e futuro

ScienciaScripts

Imprint
Any brand names and product names mentioned in this book are subject to trademark, brand or patent protection and are trademarks or registered trademarks of their respective holders. The use of brand names, product names, common names, trade names, product descriptions etc. even without a particular marking in this work is in no way to be construed to mean that such names may be regarded as unrestricted in respect of trademark and brand protection legislation and could thus be used by anyone.

Cover image: www.ingimage.com

This book is a translation from the original published under ISBN 978-620-8-16993-0.

Publisher:
Sciencia Scripts
is a trademark of
Dodo Books Indian Ocean Ltd. and OmniScriptum S.R.L publishing group

120 High Road, East Finchley, London, N2 9ED, United Kingdom
Str. Armeneasca 28/1, office 1, Chisinau MD-2012, Republic of Moldova, Europe
Printed at: see last page
ISBN: 978-620-8-25850-4

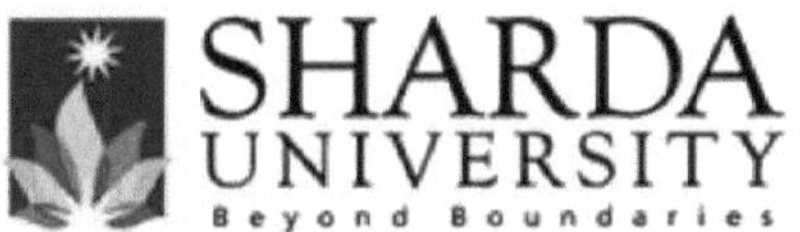

RECONHECIMENTO

Gostaria de estender a minha sincera e sentida obrigação a todas as pessoas que me ajudaram neste projeto. Recebi um grande apoio e assistência.

Gostaria, em primeiro lugar, de agradecer ao Prof. (Dr.) Sukhdeep Singh, Diretor do Departamento de Medicina Dentária Pediátrica e Preventiva, Escola de Ciências Dentárias, Universidade de Sharda, Greater Noida, cuja experiência foi inestimável para a conclusão do meu trabalho. O seu feedback perspicaz levou-me a aperfeiçoar o meu pensamento e elevou o meu trabalho a um nível superior.

Gostaria também de agradecer à minha supervisora, Dra. Dhirja Goel, leitora, pela sua valiosa orientação ao longo do meu estudo. Forneceu-me as ferramentas de que eu precisava para escolher a direção certa e concluir com êxito a minha dissertação sobre a biblioteca.

Gostaria de agradecer aos meus professores, Dra. Neha Awasthi (leitora), Dr. Deepak Khandelwal (professor catedrático), Dra. Priyanka Sachdeva (professora catedrática) e Dra. Yanina Singh (professora catedrática), pela sua maravilhosa ajuda e orientação constante.

Gostaria de agradecer às minhas colegas de grupo, a Dra. Ananya Mishra e a Dra. Rabia Kousar, pelo apoio que me deram. Quero agradecer aos meus superiores, Dr. Nenung Yirang, Dr. Nang Lalieka Manpoong e Dr. Kahkashan Anjum, bem como aos meus juniores, Dr. Ankit, Dr. Upasana e Dr. Annie, pela sua colaboração.

Para além disso, gostaria de agradecer aos meus pais e irmãos pelos seus sábios conselhos e ouvidos compreensivos. Estão sempre presentes para mim. Não poderia ter concluído esta dissertação sobre a biblioteca sem o apoio dos meus amigos, a Dra. Preeti Bhardwaj e o Dr. Prince, que me proporcionaram discussões estimulantes e me ajudaram a compilar o trabalho. Por último, agradeço ao meu sobrinho mais novo, Divit, pelas distracções alegres que me permitem descansar a mente.

Dr. Tamanna

Índice

INTRODUÇÃO

A saúde oral é uma componente vital da saúde geral. A necessidade de uma boa saúde oral é essencial para todos e cada um dos indivíduos.[1] De acordo com a American Dental Association (ADA), "a saúde oral é um estado de bem-estar funcional, estrutural, estético, fisiológico e psicossocial e é essencial para a saúde geral e a qualidade de vida de um indivíduo".[2] Em todos os grupos etários, a má higiene oral com acumulação de placa bacteriana é a principal etiologia das doenças orais, como a cárie dentária e as doenças periodontais.[3,4] Estas condições de saúde oral são largamente evitáveis e podem ser tratadas nas suas fases iniciais.[3]

A prevenção destas doenças de saúde oral depende da remoção eficaz da placa dentária numa base regular.[5,6] Os depósitos de placa dentária podem ser removidos por dois meios, ou seja, mecânica ou quimicamente.[4] O controlo mecânico da placa bacteriana inclui escovas de dentes, fio dentário, etc., enquanto o controlo químico da placa bacteriana inclui vários agentes, tais como agentes modificadores da placa bacteriana e agentes de interferência na fixação, nanopartículas recentes, inúmeras modalidades, etc.[5,7]

Entre todos os métodos de controlo da placa bacteriana desenvolvidos para uma boa higiene oral, a escova de dentes é o principal, mais seguro e mais eficaz método mecânico de remoção da placa bacteriana.[8-10] É também o método amplamente aceite para uma boa higiene oral numa base regular.[9]

A escova de dentes é uma das maiores invenções revolucionárias da humanidade em muitas culturas de todo o mundo, desde os tempos antigos até ao século XXI. Tem sido uma parte integrante da rotina diária desde tempos imemoriais. Antes da invenção de um instrumento semelhante a uma escova de dentes, acredita-se que os nossos descendentes usavam o seu próprio dedo e um pano áspero embebido numa solução de óleos e sais para escovar e limpar os dentes.[11]

Atualmente, existem em todo o mundo mais de 3.000 escovas de dentes, incluindo escovas de dentes manuais (MTB) e escovas de dentes eléctricas (PTB).[11] Ao longo dos anos, a escova de dentes foi modificada de acordo com a forma, a cor, o tamanho, a eficácia e o comprimento das cerdas da peça de limpeza. As cabeças das escovas de dentes variam entre tamanhos muito pequenos, para crianças pequenas, e tamanhos maiores, para crianças mais velhas e adultos, e apresentam uma diversidade de formas, como retangular, oblonga, oval e quase redonda. As variações também envolveram o cabo, que deixou de ser reto e plano e passou a ter uma forma ergonómica e confortável para ser agarrado numa variedade de posições da mão durante a escovagem dos dentes.[12,13] Atualmente, as escovas de dentes são feitas de plástico moldado de cores vivas, por vezes decoradas com rostos animados ou de desenhos animados com uma grande variedade de cores e formas. As escovas de dentes eléctricas foram apresentadas aos consumidores na década de 1960 e têm continuado a evoluir, tanto em termos de design como de desempenho, como o movimento de um lado para o outro ou em movimentos circulares.[10,14]

A eficácia da escovagem dos dentes para a remoção da placa bacteriana depende de vários parâmetros, como a motivação e as competências de um indivíduo, o tipo de escova utilizada que se adapta à boca, alcançando todas as superfícies ou áreas da boca, bem como uma educação adequada em matéria de higiene oral com instruções sobre o movimento, a duração e a frequência da escovagem.

Embora a função vital da escova de dentes, que era a de limpar mecanicamente a boca, tenha continuado a ser a mesma ao longo dos tempos, o século XXI procura adotar a tecnologia para redefinir o que a "escova de dentes" pode fazer.

Atualmente, a escova de dentes é um instrumento com um design de fácil utilização e materiais higiénicos seguros. A escova de dentes é considerada a pedra angular de uma higiene oral correta.[15]

Por isso, esta dissertação enfatiza os antecedentes históricos da escova de dentes e a forma como evoluiu ao longo dos anos até aos mais modernos avanços e integração tecnológica.

HISTÓRIA

A história da escova de dentes, a sua conceção e os seus componentes percorreram um longo caminho que sofreu muitas alterações, como mostra a fig. 1, com a função principal de remover a placa dentária da cavidade oral.[16,17] Embora as escovas de dentes modernas estejam a adotar os mais recentes avanços tecnológicos, os primórdios eram muito diferentes. As primeiras formas de escova de dentes existem desde 3000 a.C.[18,1] 9 A primeira escova de dentes foi, sem dúvida, o dedo humano. As pessoas usavam sal, giz ou fuligem e esfregavam-nos nos dentes com um dedo ou um pano para os limpar.[20]

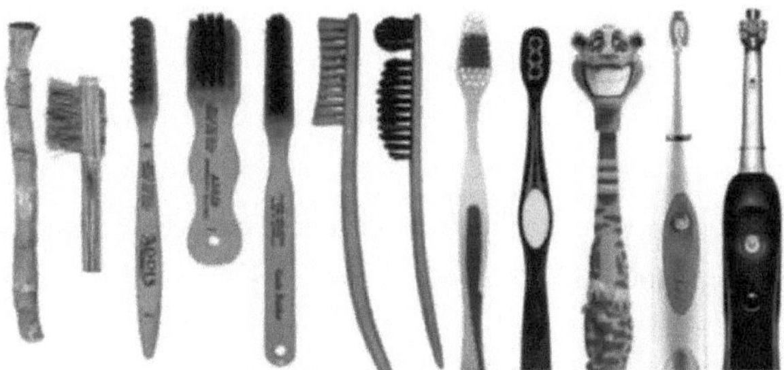

Fig. 1 Vários modelos de escovas de dentes

Galhos e ramos

Os babilónios mastigavam palitos primitivos para limpar os dentes, que evoluíram para o palito de mascar do tamanho de um lápis moderno. Os "paus de mascar" já eram utilizados em 1600 a.C. (fig. 2).[17,21] Os paus de mastigar eram feitos de ramos de árvores aromáticas, utilizados para limpar o hálito.[17] As fibras espalhadas nas pontas dos galhos eram esfregadas sobre a superfície dos dentes para limpar as superfícies dos dentes e das gengivas.[16]

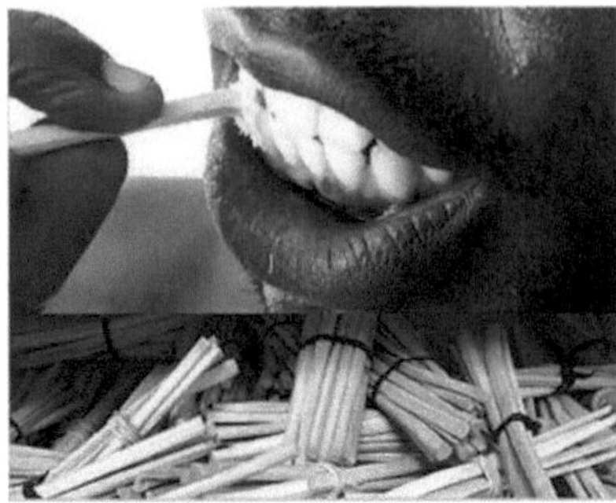

Fig. 2 Bastões para mastigar

Várias culturas em todo o mundo utilizaram muitos materiais diferentes, desde certos galhos de árvores como o Miswak e o Neem (fig. 3 e 4) até penas de aves e pelo de porco. A extremidade do galho era mastigada para formar cerdas que limpavam os dentes. Os efeitos benéficos do Miswak têm uma ação tanto mecânica como farmacológica no que diz respeito à higiene oral e à saúde dentária.[17]

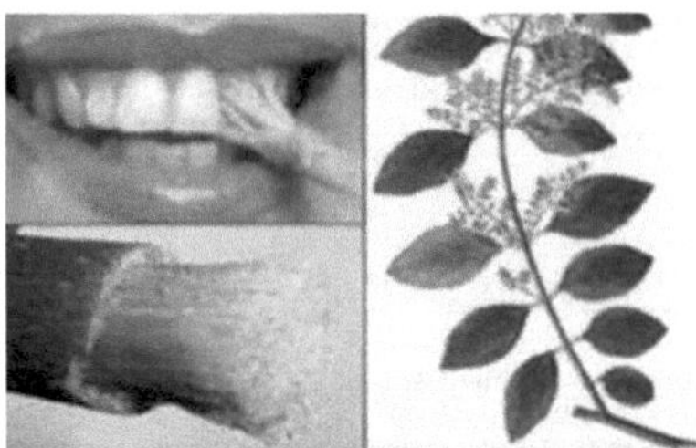

Fig. 3 Vara de miswak e planta de miswak

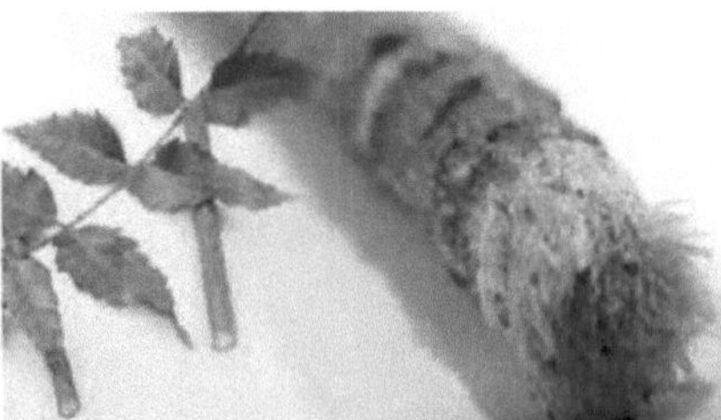

Fig. 4 Galho de Neem

Os ramos de Neem eram utilizados como escova de dentes na Índia antiga. A utilização de um ramo aromático chamado miswak, feito a partir de um ramo da árvore Salvadora persica (fig.5) na cultura do Médio Oriente, é referida como uma escova de dentes natural.[18] A Salvadora persica é uma planta poderosa com propriedades farmacológicas, como a ação contra o etanol e as úlceras induzidas pelo stress, a redução dos níveis plasmáticos de colesterol e LDL e a inibição das bactérias orais e do crescimento da placa bacteriana.[22]

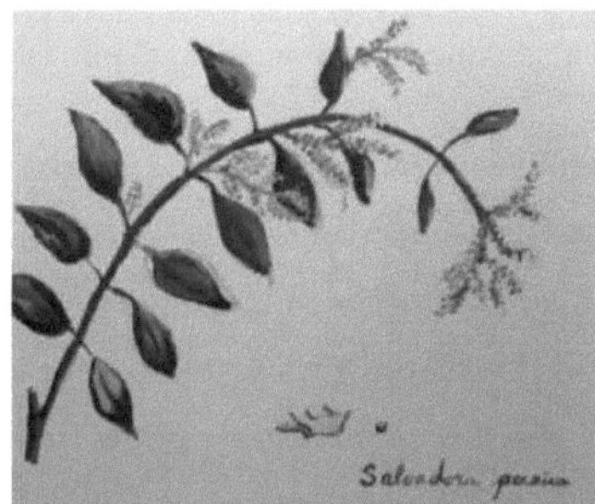

Fig. 5 Salvadora pérsica

A invenção do BTT

Os chineses inventaram a escova de dentes feita de um cabo com cerdas durante a dinastia Tang (618907 d.C.).[4] As escovas de cerdas naturais foram inventadas pelos antigos chineses que fabricavam escovas de dentes com cerdas do pescoço de porcos de clima frio, como mostra a fig.6.[18] As cerdas eram provavelmente feitas de pêlos grosseiros de porcos indígenas da região. Os ossos e o bambu eram utilizados como cabo e tinham pequenos orifícios perfurados numa das extremidades onde o pelo era inserido. [th]A utilização destas escovas era dura para os dentes e menos higiénica, embora funcionassem exatamente como as escovas de dentes modernas.[23] As escovas de dentes com pelo de porco (fig.5) foram exportadas da China durante o século XVII para o século XXI, embora os europeus tenham achado as cerdas demasiado firmes para as suas gengivas e tenham começado a utilizar pelo de cavalo como alternativa mais macia.[24]

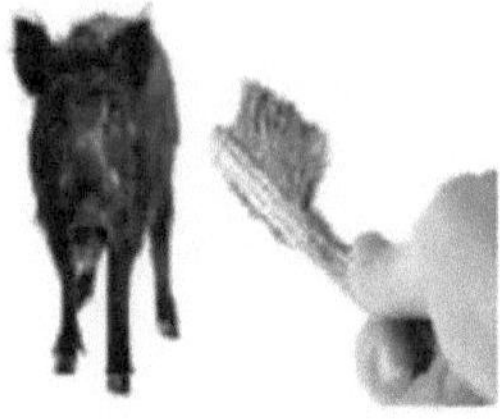

Fig. 6 Primeira escova de dentes manual

Em 1780, em Inglaterra, William Addis fabricou uma escova de dentes que foi designada como "a primeira escova de dentes moderna" (Fig.7). A ideia surgiu de facto quando Addis estava na prisão. William Addis foi apanhado em Spitalfields e atirado para a prisão de Newgate por ter provocado um motim. Estava aborrecido e um pouco farto de esfregar os dentes com um trapo velho e uma mancha de pó de tijolo, quando se lembrou de encontrar uma solução melhor: a higiene moderna estava mesmo ao virar da esquina. Guardou um pedaço de osso encontrado na sua refeição na prisão, fez meia dúzia de pequenos furos numa das extremidades e, inspirado por ver uma vassoura parada no canto da sua cela, decidiu enfiar cerdas nos furos.[25]

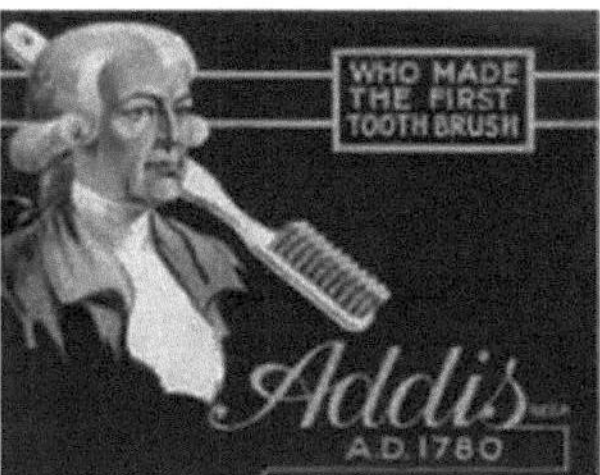

Fig. 7 William Addis - fabricou a primeira escova de dentes moderna

Em 1840, William Jr (filho de William Addis) empregava 60 trabalhadores numa produção cada vez mais sofisticada que envolvia 53 processos distintos e produzia quatro modelos diferentes: Gents, Ladies, Child's e Tom Thumb. William usava pelo de texugo para as escovas mais elegantes, mas importava pelo de porco, porco ou javali para as restantes, principalmente da Rússia, Polónia, Bulgária, Roménia e França.[28] Do outro lado do Atlântico, o primeiro americano a patentear uma escova de dentes foi Wadsworth HN, como mostra a fig.8, em 7 de novembro de 1857.[17]

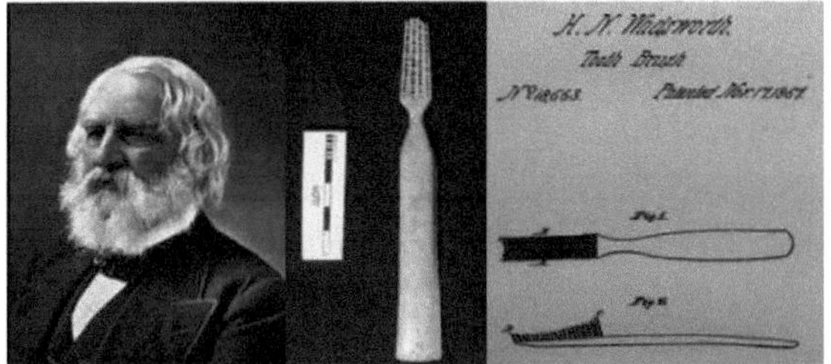

Fig.8 H.N. Wadsworth - primeira escova de dentes patenteada em 1857

FACTO

A empresa Addis fabrica atualmente 70 milhões de escovas de dentes por ano no Reino Unido.[27] A escova de dentes Pro-phy-lac-tic da Florence Manufacturing Company de Massachusetts é uma das primeiras escovas de dentes fabricadas nos Estados Unidos (fig. 9).[28] A Florence Manufacturing Company foi a primeira a vendê-las em caixas.[17,28] Ao longo do século XX, as escovas de dentes tradicionais foram sofrendo avanços progressivos.

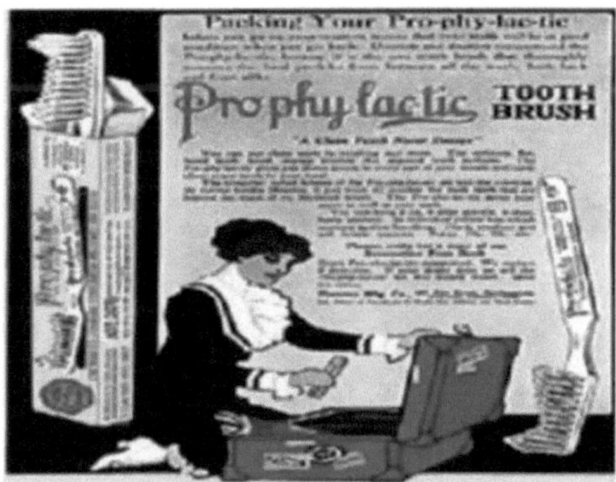

Fig.9 Escova de dentes profiláctica

Em 28 de fevereiro de 1935, e após dezenas de experiências falhadas, Wallace Hume Carothers, o chefe de química orgânica da DuPont em Delaware, criou o polímero fundido que a empresa viria a comercializar como Nylon.[26] A escova de dentes com cerdas de nylon, tal como é conhecida atualmente, foi inventada em 1938.[16]

Em 1938, um homem chamado Mr. West melhorou a escova de dentes, fabricou uma escova que vinha embrulhada num envelope de glassine selado para que a escova não ficasse exposta a detritos antes mesmo de entrar na boca e trocou as cerdas de pelo animal por cerdas de nylon mais finas. Na década de 1950, 80% de todas as escovas de dentes tinham cerdas de nylon.[24] Em 1977, a Johnson and Johnson, uma das principais empresas de material médico, introduziu a escova de dentes "Reach" (fig.10), que era diferente das escovas de dentes anteriores em três aspectos: uma cabeça inclinada, semelhante aos instrumentos dentários, para alcançar os dentes posteriores; as cerdas estavam concentradas mais estreitamente do que o habitual para limpar cada dente de materiais potencialmente cariogénicos; e as cerdas exteriores eram mais compridas e macias do que as cerdas interiores.[31] As MTB tinham menos eficácia na remoção da placa bacteriana, pelo que surgiu uma nova categoria de escovas de dentes conhecida como PTB.

Fig.10 Escova de dentes "Reach" da Johnson and Johnson

A invenção da escova de dentes eléctrica

As escovas de dentes eléctricas (PTB) existem desde a década de 1940. A primeira escova de dentes foi comercializada na década de 1880 pelo Dr. Scott. Esta escova de dentes estava permanentemente carregada com corrente electromagnética. Por conseguinte, não era de facto uma PTB.[30] O protótipo da primeira escova de dentes eléctrica foi desenvolvido na Suíça pelo Dr. Phillippe Guy Woog em 1939, mas só foi lançado em 1954.[17] A primeira verdadeira escova de dentes eléctrica foi produzida em 1960, denominada Broxodent - a primeira escova de dentes eléctrica de fabrico americano (fig. 11), pela Squibb na Suíça.[18,30]

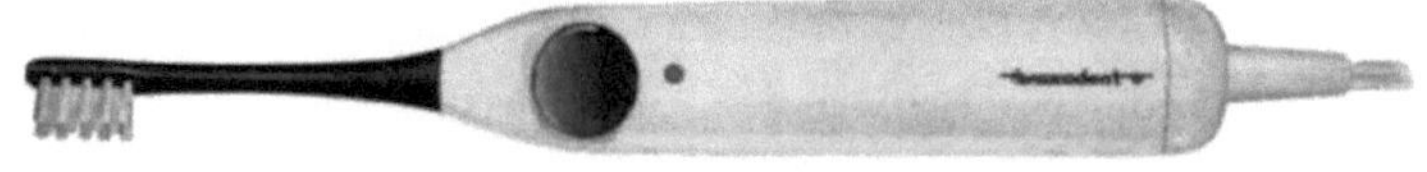

Fig. 11 Broxodent - primeira escova de dentes eléctrica de fabrico americano

A General Electric introduziu uma escova de dentes automática ou escova de dentes sem fios recarregável (fig. 12) em 1961.[17,30] Esta escova de dentes estava equipada com baterias NiCd recarregáveis, mas tinha várias limitações, como o facto de estas baterias terem uma vida útil curta, tendo sido concebida para funcionar com um suporte de carregamento que reduzia a vida útil das baterias NiCd. As pilhas estavam seladas no interior do cabo da escova de dentes. Se as pilhas falhassem, toda a escova de dentes tinha de ser deitada fora, o que a tornava económica e ambientalmente ineficaz.[32] Em 1964, Ash escreveu: "Embora as escovas de dentes eléctricas não sejam de origem particularmente recente, os designs avançados, a promoção intensiva e a utilização generalizada de muitos tipos e fabricantes estimularam um interesse e uma investigação consideráveis sobre a sua segurança e eficácia".[31]

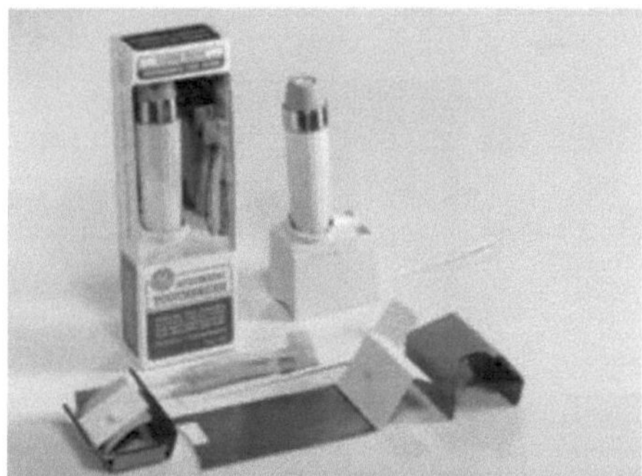

Fig. 12 Escova de dentes automática

A Interplak (fig.13) foi a primeira escova de dentes eléctrica de ação rotativa para uso doméstico, introduzida em 1987.[32] Em 1991, a Oral-B Plaque Remover 'D5' (fig.14), inspirada na profilaxia

O modo de ação oscilante/rotativo tornou-se um marco importante no calendário de desenvolvimento das escovas de dentes eléctricas.[9]

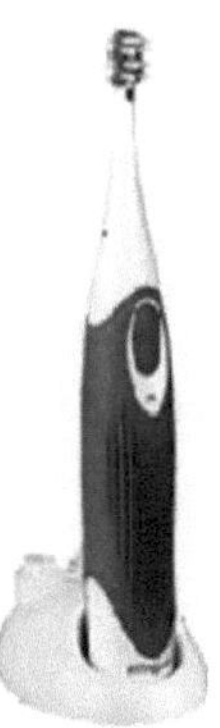

Fig.13 Interplak

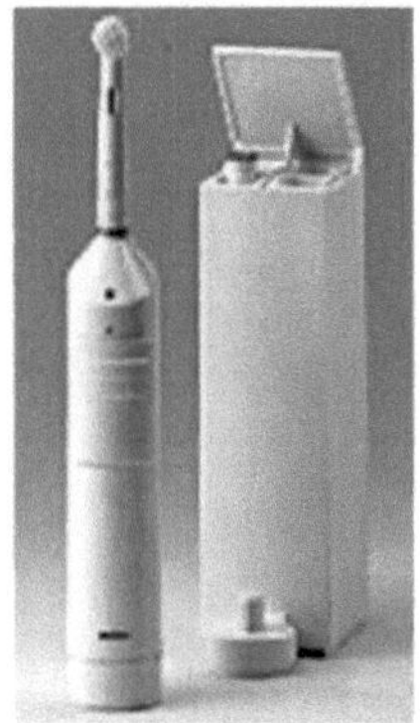

Fig.14 Removedor de placa bacteriana Oral-B 'D5'

Em novembro de 1992, a escova de dentes Sonicare foi introduzida na Flórida. No final de 2001, a Sonicare tinha-se tornado a escova de dentes eléctrica recarregável mais vendida nos Estados Unidos. Atualmente, a Oral-B e a Philips Sonicare (fig.15) são provavelmente as mais conhecidas no mercado, com variações e caraterísticas que vão desde a esterilização por UV das cabeças até ao recarregamento por USB. Atualmente, existem novas

modelos que têm Bluetooth e podem registar o tempo e a técnica de escovagem de uma pessoa.[17] Por exemplo, um software de aplicação digital (uma aplicação) foi concebido para ajudar os utilizadores a escovar os dentes com mais precisão.[35] Os sensores incorporados também respondem às antigas perguntas dos pais sobre se os seus filhos escovaram os dentes.[17] Atualmente, as PTB são classificadas como escovas de dentes mecânicas, sónicas ou iónicas.[30]

Fig. 15 Escova de dentes Oral-B e philips sonicare

As variações no desenho das cerdas da escova de dentes são mostradas na fig. 16. As caraterísticas básicas da escovagem dos dentes não mudaram desde a antiguidade até ao presente, ou seja, um cabo para agarrar e uma caraterística semelhante a uma cerda para limpar os dentes. [st]Mas o progresso da tecnologia no século XXI irá renovar o objetivo antigo de uma escova de dentes, tornando-a mais "inteligente".

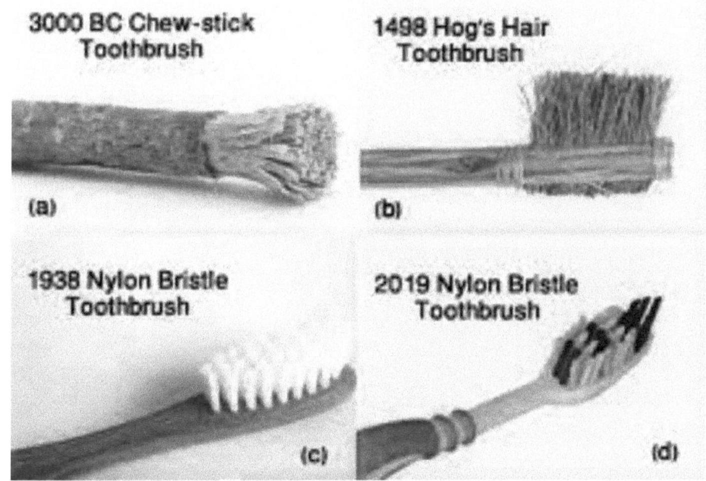

Fig.16 Variações nas cerdas

TIPOS DE ESCOVAS DE DENTES

Uma escova de dentes é um instrumento de higiene oral utilizado para limpar os dentes, as gengivas e a língua. É constituída por uma cabeça de cerdas bem agrupadas, sobre a qual se pode aplicar pasta de dentes, montada num cabo que facilita a limpeza das zonas da boca difíceis de alcançar.[34]

O código de Regulamentos Federais definiu um MTB como um dispositivo, composto por um eixo com cerdas naturais ou sintéticas numa extremidade, destinado a remover a placa bacteriana aderente e os resíduos alimentares dos dentes para reduzir a cárie dentária.[15]

De acordo com o ADAs Council on Dental Therapeutics "A escova de dentes foi concebida principalmente para promover a limpeza dos dentes e da cavidade oral.[35] A escova de dentes é um instrumento fundamental utilizado para efetuar o controlo da placa bacteriana. Uma escova de dentes ideal pode ser aquela que remove a placa bacteriana de forma eficaz.[36]

Os objectivos da escovagem dos dentes são:[35]

I. Para limpar os dentes e os espaços interdentários de restos de comida, detritos e manchas, etc.

II. Para prevenir a formação de placa bacteriana.

III. Para perturbar e remover a placa bacteriana.

IV. Para estimular e massajar o tecido gengival.

V. Para limpar a língua

A utilização diária de uma escova de dentes é a forma mais fiável de obter benefícios para a saúde oral de todos os indivíduos. Uma escovagem de dentes eficaz depende de uma série de factores, incluindo a motivação, os conhecimentos, a destreza manual do indivíduo e o tipo de escova de dentes.[37]

Os tipos de escovas de dentes são os seguintes:

1. **Escova de dentes manual**
2. **Escova de dentes eléctrica**
3. **Escova de dentes sónica e ultra-sónica**
4. **Escova de dentes iónica**

ESCOVA DE DENTES MANUAL

A MTB é um dispositivo simples, amplamente aceite, acessível à maioria das pessoas e normalmente disponível em casa.[32] É concebido com diferentes formas de cabeça de escova, disposição das cerdas e pega.[38] A conceção do MTB tem sido modificada e avançada ao longo dos anos, a fim de aumentar a eficácia da remoção da placa bacteriana e melhorar a saúde oral.[21]

A. Caraterísticas de uma escova de dentes

O modelo ideal de escova de dentes é especificado como sendo de fácil utilização, remove a placa bacteriana de forma eficaz e não tem efeitos deletérios nos tecidos moles ou duros.[36,39] As caraterísticas de uma escova de dentes eficaz apresentadas por Wilkins em 1983 são[9]

i. Adapta-se às necessidades individuais em termos de tamanho, forma e textura.
ii. Ser fácil e eficazmente manipulado.
iii. Ser facilmente limpos e arejados, impermeáveis à humidade.
iv. Ser durável e económico.
v. Possuem a propriedade funcional principal de flexibilidade, suavidade e diâmetro das cerdas ou filamentos e resistência, rigidez e leveza do cabo.
vi. Ser concebido para ser útil, eficiente e limpo

B. Partes de uma escova de dentes

A escova de dentes é geralmente constituída por uma cabeça, um cabo, um plano de escovagem e uma haste, como mostra a fig.17.

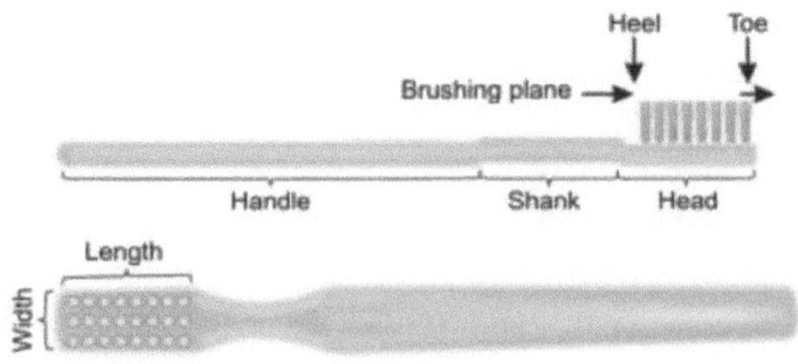

Fig.17 Partes de uma escova de dentes

O papel de cada parte é discutido a seguir:

I. ***Cabeça*** - Foi concebida para uma limpeza eficaz de todas as superfícies dentárias. A cabeça está dividida em

em duas partes - Dedo do pé e calcanhar. O dedo do pé é a extremidade da cabeça e o calcanhar é a parte mais próxima da pega. A haste é uma constrição que se encontra entre a pega e a cabeça.[4,9]

As cabeças das escovas de dentes são normalmente apresentadas em diferentes formas e tamanhos.

- ***Formas***: Há uma variedade de formas, tais como retangular, oblonga, oval, quase redonda e em forma de diamante (fig.18). A escova de dentes em forma de diamante é conveniente para a limpeza dos dentes posteriores, uma vez que a sua cabeça é mais estreita do que a convencional. A cabeça redonda/oblonga é mais fácil de guiar à volta dos brackets e dos fios.[9]

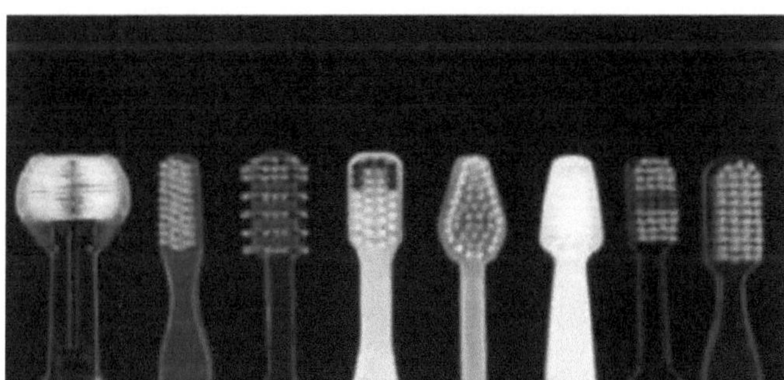

Fig.18 Vários formatos da cabeça da escova de dentes

- ***Tamanhos*** - As cabeças das escovas de dentes têm tamanhos diferentes consoante a idade e o tamanho da boca, de modo a facilitar o funcionamento da escova de dentes, conforme indicado no Quadro 1.[9]

Age	0-2 years	2-6 years	6-12 years	12 years and above
Toothbrush Head Size	15 mm	19 mm	22 mm	25 mm

Quadro Vários tamanhos de cabeça de escova de dentes

- A Colgate Navigator foi concebida como um novo tipo de escova de dentes, ou seja, a Colgate Navigator foi concebida com uma cabeça flexível para se adaptar à pega do doente, para abraçar a boca, ser suave para as gengivas e resistente à placa bacteriana, rodar sem esforço na mão e manobrar facilmente para um melhor acesso às áreas posteriores. (fig.19). A cabeça flexível ajuda a evitar a pressão excessiva sobre as gengivas, ajuda a reduzir o risco de abrasão gengival e segue os contornos dos dentes e das gengivas para a remoção da placa bacteriana.[40]

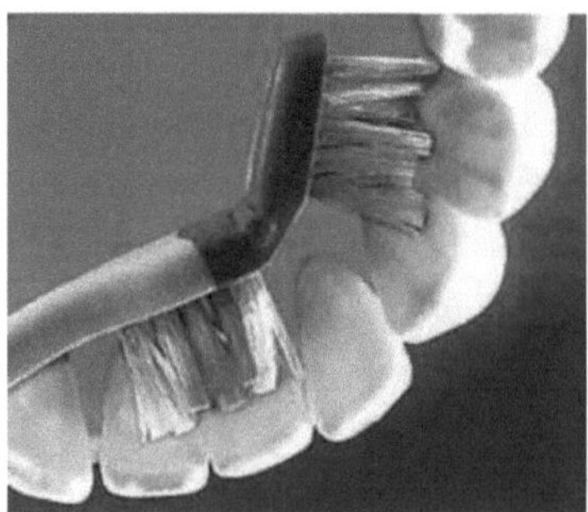

Fig.19 O navegador colgate

As cabeças das escovas de dentes são compostas por tufos e os filamentos que os compõem são designados por cerdas, que se explicam da seguinte forma

i. **TUFOS** - A cabeça da escova de dentes contém tufos que são constituídos por cerdas agrupadas e fixadas num orifício da cabeça da escova de dentes.[9,41]

Normalmente, são utilizadas escovas com vários tufos (fig. 20a), uma vez que permitem uma melhor limpeza, mas também existem escovas de dentes com um único tufo (fig. 20b), que são utilizadas para aparelhos ortodônticos, pilares de implantes ou no caso de dentes posteriores de difícil acesso.[42]

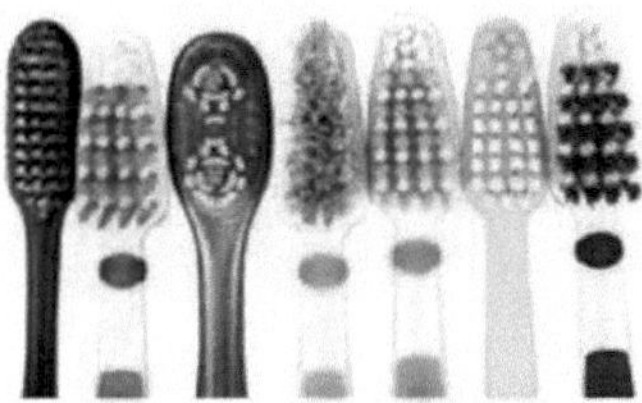

Fig.20a Escova multi-tufos

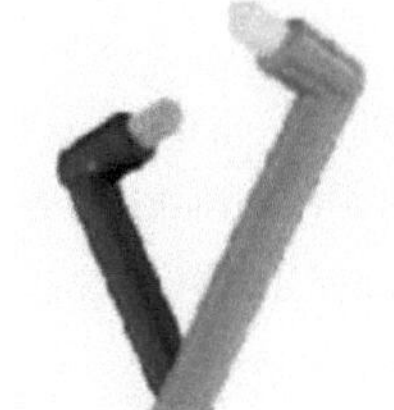

Fig.20b Escova de tufos simples

ii. **CERDAS** - O diâmetro das cerdas determina o tipo de escova de dentes. Normalmente varia em:

- Textura - Pode ser classificada como:[9,43,44] (fig.21)
  - Suave - 0,2 mm
  - Médio - 0,3 mm
  - Duro - 0,4 mm

✓ Para além da limpeza dos dentes, a utilização incorrecta da escova de dentes tem sido associada a efeitos nocivos na dentição. Alguns estudos concluíram que as escovas de dentes duras provocam mais abrasão do que as escovas macias. Pelo contrário, alguns estudos concluíram que as escovas macias provocam mais abrasão do que as duras. Isto explica-se pelo facto de as cerdas macias terem maior flexibilidade e, por conseguinte, cobrirem uma maior área de superfície e reterem mais pasta de dentes.[44]

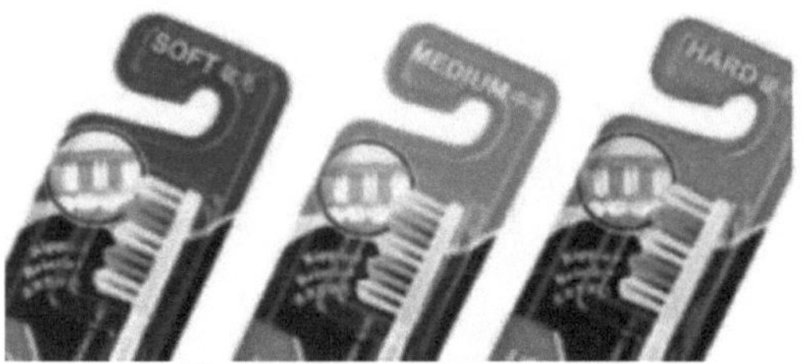

Fig.21 Diferentes tipos de cerdas

- Número e comprimento dos filamentos nos tufos.
- Número de tufos.
- Disposição dos tufos.
- Plano de escovagem plano com todos os filamentos do mesmo comprimento, em dois níveis, multinível, ondulado ou cruzado com tufos inclinados em pelo menos duas direcções diferentes.[9,41]

- A configuração Criss Cross ajuda a remover a placa bacteriana de áreas difíceis de alcançar e, neste aspeto, tem vantagens em relação à configuração de cerdas rectas vista em muitos modelos de escovas de dentes.[45]

- Padrão das cerdas

Pode ser plana, com vários níveis, ondulada, em ziguezague, etc. (fig.22). As escovas com cerdas de vários níveis e círculos semelhantes a borracha no centro ajudam a limpar as manchas superficiais.[46]

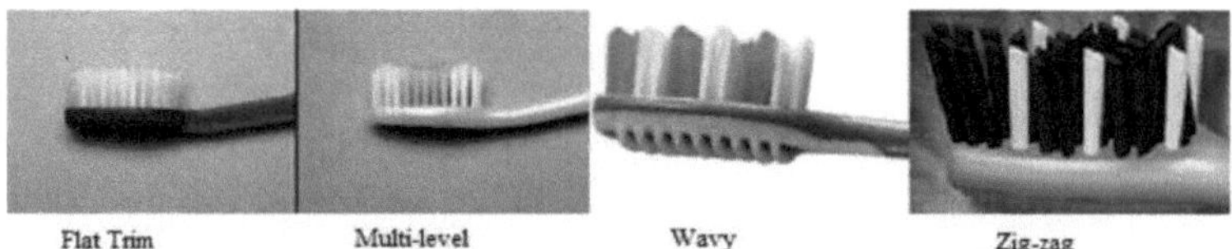

Fig.22 Padrões de cerdas

- Forma das cerdas

Podem ser cerdas com extremidades arredondadas, como as presentes nas escovas macias, ou cerdas com extremidades afiadas (fig. 23). Voelker M A concluiu num estudo que uma cerda arredondada causa menos danos aos tecidos duros e moles durante a escovagem.[41]

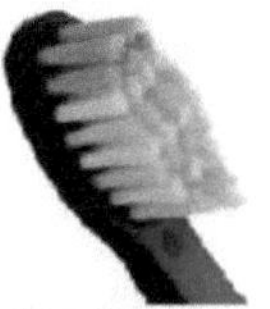

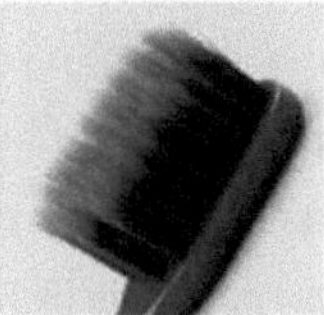

Fig.23 Forma das cerdas

- ✓ Chalas R concluiu, num estudo, que o comprimento e a disposição das cerdas na parte de limpeza da escova de dentes podem ter um impacto na eficácia da remoção da placa bacteriana da boca 47

áreas.[47]

- Foi introduzida uma nova escova de dentes (fig.24) com duas superfícies de escovagem, em que as cerdas foram pré-fabricadas num ângulo de 45 graus, formando duas superfícies de escovagem com 5 filas, o que acabou por proporcionar um espaço mais amplo para a pasta de dentes. O facto de as cerdas terem comprimentos diferentes tornou única e conveniente a utilização apenas da direção para cima e para baixo, em vez da direção para trás e para a frente. Num estudo realizado por Akram A, concluiu-se que este novo tipo de escova de dentes é bom para as crianças e para os grupos vulneráveis da comunidade que dispõem de menos instalações de cuidados de saúde oral.[48]

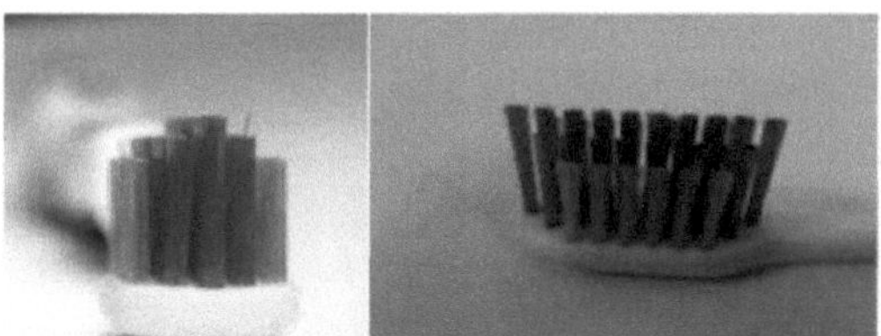

Fig.24 Escova de dentes com novo design

II. *Plano de escovagem*

A superfície formada pelas extremidades livres das cerdas ou dos filamentos.[35]

III. *Pega*

O cabo é a parte da escova que é agarrada com a mão durante a escovagem dos dentes.[35] É a extremidade de trabalho que consiste em tufos de cerdas ou filamentos e a base onde os tufos são fixados.[49] É feita de uma variedade de materiais, como o acrílico e o polipropileno. Deve ser cómodo para utilização manual de acordo com a flexibilidade, o tamanho e a forma da boca. A pega deve ser confortável e assentar bem na mão. Deve ser suficientemente espesso para permitir uma aderência firme e um bom controlo.[49] Os modelos de escovas de dentes incluem pegas rectas, angulares, curvas e contornadas com pegas e com áreas de borracha macia (fig.25) para facilitar a sua preensão, utilização e controlo.

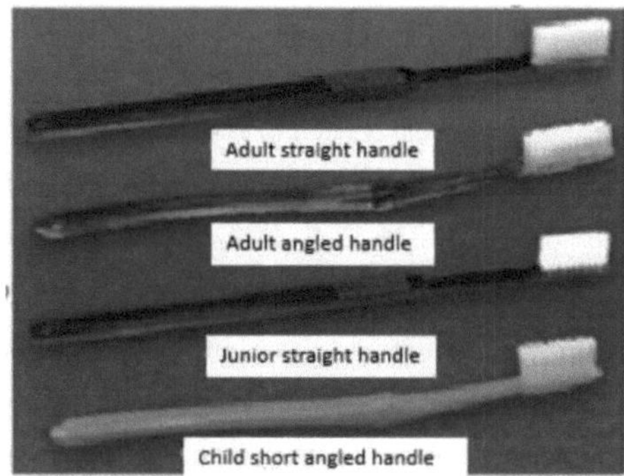

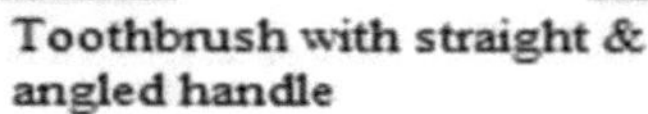

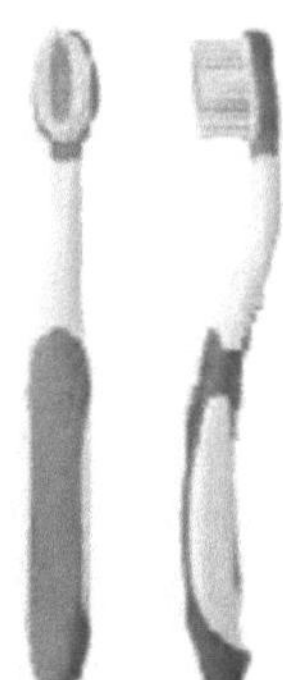

Fig.25 - Variações do desenho do cabo da escova de dentes

A Associação Dentária Americana (ADA) forneceu especificações para as escovas de dentes. Estas especificações da ADA para escovas de dentes aceitáveis são as seguintes no quadro 2.[50]

1.	Length	1 to 1.25 inches
2.	Width	5/16 to 3/8 inches
3.	Surface Area	2.54 to 3.2 cm
4.	Number of rows	2 to 4 rows
5.	Number of tufts	5 to 12 per row
6.	Number of bristles	80 to 85 per tuft
7.	Diameter for i. Soft brushes ii. Medium brushes iii. Hard brushes	 0.007 inch 0.12 inch 0.014 inch

Quadro 2 - Especificações ADA

Existe uma vasta gama de escovas de dentes disponíveis no mercado, mas apenas algumas escovas de dentes apresentam o Selo de Aceitação da Associação Dentária Americana (ADA). O selo da ADA garante que o produto foi avaliado por um organismo independente de peritos científicos - o Conselho de Assuntos Científicos da ADA - quanto à sua segurança e eficácia, de acordo com diretrizes objectivas.[16]

Para se qualificar para o Selo de Aceitação da ADA (fig. 26), a empresa tem de demonstrar que todas as peças da escova de dentes são seguras para utilização na boca, o que significa

1) As cerdas não têm arestas nem pontas afiadas ou dentadas.
2) O material da pega é testado pelo fabricante para demonstrar a sua durabilidade em condições normais de utilização.
3) As cerdas não caem com a utilização normal.
4) A escova de dentes pode ser utilizada sem supervisão por um adulto médio para proporcionar uma diminuição significativa da placa bacteriana e da doença periodontal ligeira.[16]

ADA
ACCEPTED
American
Dental
Association
The ADA Seal
on a product
is your
assurance
that it has met
ADA criteria
for safety and
effectiveness.

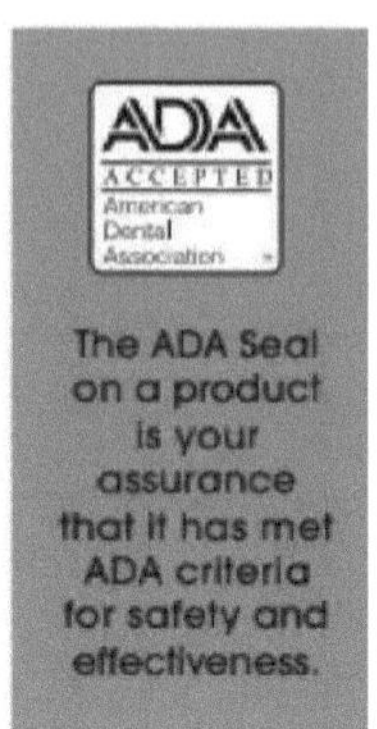

Fig.26 Selo de aceitação da ADA

A ADA expôs claramente a sua posição e concluiu que a escolha do método e da escova de dentes depende da saúde oral do doente, da destreza manual, da preferência pessoal, da capacidade e do desejo de aprender e seguir os procedimentos prescritos.[43]

Especificações da UNICEF para a escova de dentes para crianças (quadro 3).[51]

Specifications	Toothbrush **Preschool 2-5 years**	Toothbrush **Student 6-10 years**
Material # & Description	SL004179 Toothbrush, Junior Type	SL005322 Toothbrush
Brush-Head Dimensions	Height: 10 mm Width: 10 Length: 20	Height: 10 mm Width: 10 Length: 20
Bristle Softness	Extra Soft	Soft – High Quality
Bristle Specs	- Multiple-lengths - Can reach all teeth - Tip bristles are longer to reach rear molars	- Multiple-lengths - Can reach all teeth - Tip bristles are longer to reach rear molars
Materials	Plastic, Nylon, Rubber High Quality	Plastic, Nylon, Rubber High Quality
Other Specs	Firm grip for easier control - Cartoon themes - Neutral Colors (Unisex)	- Firm grip for easier control - Neutral Colors (Unisex)

Quadro 3 Especificações da UNICEF para a escova de dentes para crianças

SABIA QUE?

O Dia Nacional da Escovagem dos Dentes é celebrado a 7th de novembro na ÍNDIA

Reforçar a importância da saúde oral das crianças e promover bons hábitos de escovagem dos dentes recomendados pelos profissionais de saúde dentária.[52]

Outros tipos de escovas de dentes:

- **Escova interdentária/ Escova proxabrushEscova interproximal** - É constituída por um núcleo central de arame metálico, com filamentos de nylon macios torcidos à volta, que se assemelham a uma escova para biberões.[55,56] Esta escova é normalmente descartável, ou fornecida com um cabo de plástico angular reutilizável e é fina, pelo que só é eficaz numa pequena área de superfície por passagem. O seu desenho permite o acesso às superfícies proximais, uma vez que a cabeça da escova está perpendicular ao cabo, sendo assim fácil de aplicar nas superfícies distal e mesial dos dentes posteriores.[9] As escovas interdentárias são classificadas de acordo com a norma ISO 16409:2006 (fig. Os tamanhos das escovas ISO variam de 1 a 7.[55]

Brush color	Brush size	Wire size	Passage hole diameter (PHD)
Pink	0	0.4 mm	
Orange	1	0.45 mm	<=0.8 mm
Red	2	0.5 mm	0.9 mm–1.0 mm
Blue	3	0.6 mm	1.1 mm–1.2 mm
Yellow	4	0.7 mm	1.3 mm–1.5 mm
Green	5	0.8 mm	1.6 mm–1.8 mm
Purple	6	1.1 mm	>1.9 mm
Gray	7	1.3 mm	
Black	7	1.5 mm	

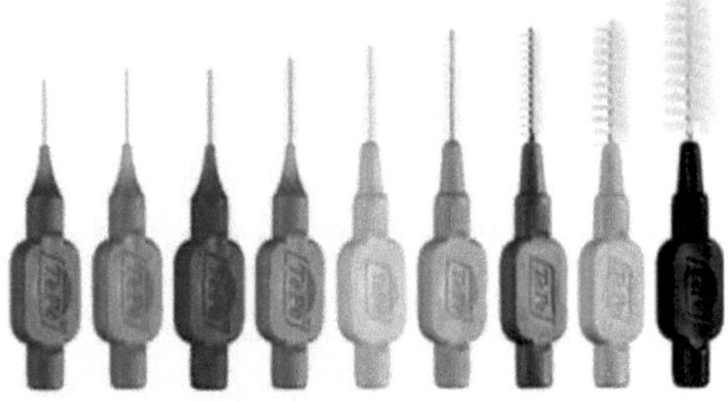

Fig.27 Escova de dentes interdental

- **Escova de dentes com sulco**: contém uma cabeça estreita com apenas duas filas de cerdas (fig.28), o que pode ajudar a ultrapassar o reflexo de engasgamento ao limpar os dentes posteriores. Também pode ser utilizada para limpar a gengiva e os dentes em zonas difíceis ou de difícil acesso. Recentemente, foi introduzida a escova de dentes com sulco de ação dupla, que tem duas filas duplas de cerdas de sulco relativamente longas, espaçadas entre si e mutuamente divergentes num ângulo de cerca de 30°. A vantagem das cerdas angulares é que, em qualquer posição da boca, a fenda gengival superior e inferior pode ser limpa simultaneamente, o que reduz o tempo de escovagem para cerca de metade.[9]

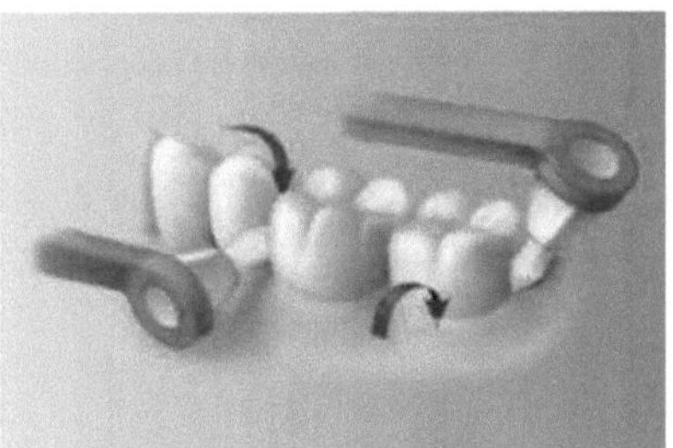
Fig.28 Escova de dentes para sulcos

- **BiodegradávelEscova de dentes de bambu -** As escovas de dentes de bambu (fig.29) são semelhantes a qualquer outra MTB, exceto no que diz respeito ao material utilizado para fazer o cabo. Embora as escovas de dentes de bambu possam parecer uma escova de dentes nova e amiga do ambiente, na realidade são um dos tipos mais antigos de escovas de dentes, utilizadas na antiguidade como cabos de bambu. O bambu é biodegradável porque o bambu tem uma pegada ecológica consideravelmente menor do que o plástico.[56] As escovas de dentes com cabos de plástico não são recicláveis, porque os plásticos compostos de que a maioria é atualmente feita são difíceis, se não mesmo impossíveis, de partir eficazmente.[57]

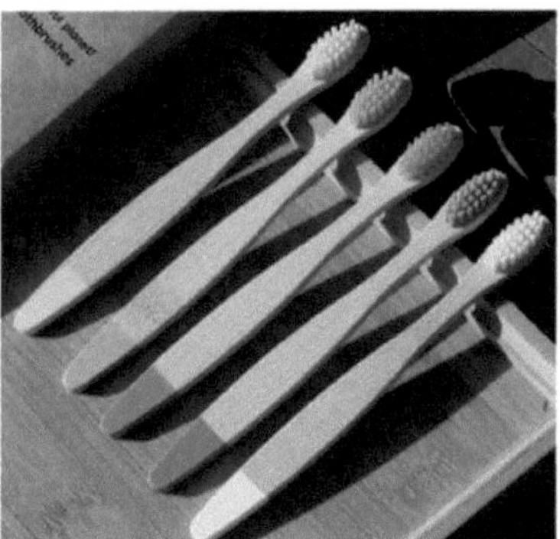
Fig.29 Escova de dentes de bambu

- **Escova de dentes de carvão vegetal -** As escovas de dentes de carvão vegetal têm cerdas pretas e são fabricadas através da mistura de carvão binchotan com cerdas de nylon (fig.30). Estas escovas têm propriedades antimicrobianas, uma vez que o carvão ativado provou ser capaz de remover bactérias como a Pseudomonas aeruginosa e a Escherichia coli de sistemas de água doce e potável.[58]

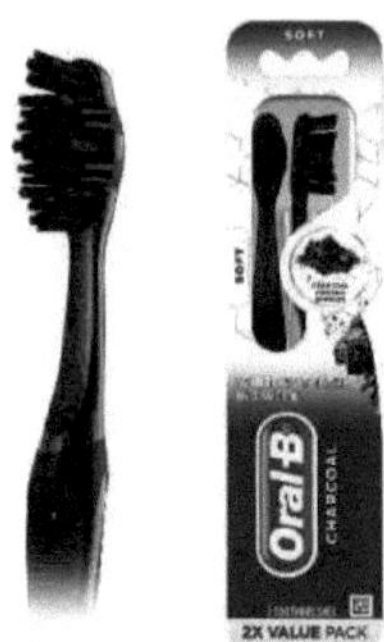

Fig.30 Escova de dentes a carvão Oral-B

- **Escova de tufo terminal** - A escova de tufo terminal (fig.31) é utilizada especialmente para a limpeza ao longo da linha gengival adjacente aos dentes. As cerdas são concebidas como um padrão de seta pontiaguda para permitir uma maior adaptação às gengivas. É ideal para limpar áreas específicas de difícil acesso, como entre coroas, pontes e dentes apinhados, à volta de aparelhos ortodônticos fixos, como os aparelhos ortodônticos.[55]

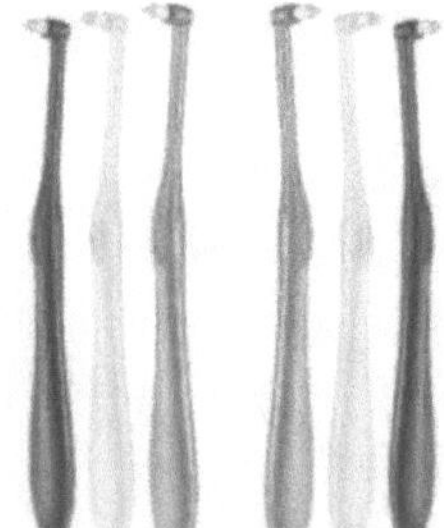

Fig.31 Escova de extremidade do veio

- **Escova de dentes descartávelZtravelers** - É constituída por um botão rotativo ligado a um cordel e a um selo de borracha. A escova de dentes redesenhada também inclui pasta de dentes no seu cabo.[9] (fig.32).

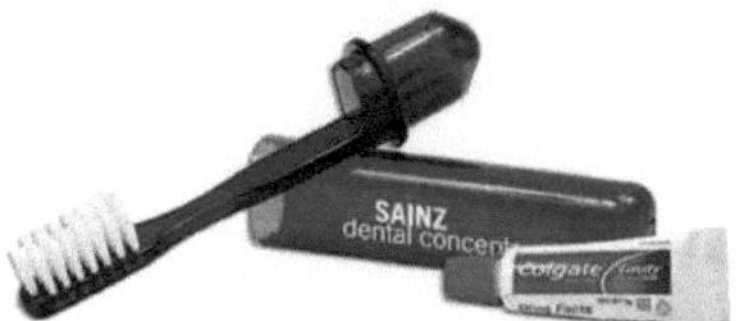

Fig.32 Escova de dentes de viagem

- **Escova de dentes para** mastigar - Uma escova de dentes para mastigar (fig.33) é uma escova de dentes moldada em plástico em miniatura que pode ser colocada dentro da boca. É feita de um componente elástico que, ao ser apertado, é comprimido pelos maxilares superior e inferior. Tem uma escova utilizada para escovar os dentes superiores e inferiores em combinação com a superfície superior e inferior da parte elástica, respetivamente.[59] São úteis para os viajantes e estão, por vezes, disponíveis nas máquinas de venda automática das casas de banho. Estão disponíveis em diferentes sabores, como menta ou pastilha elástica, e devem ser eliminadas após a sua utilização.[9]

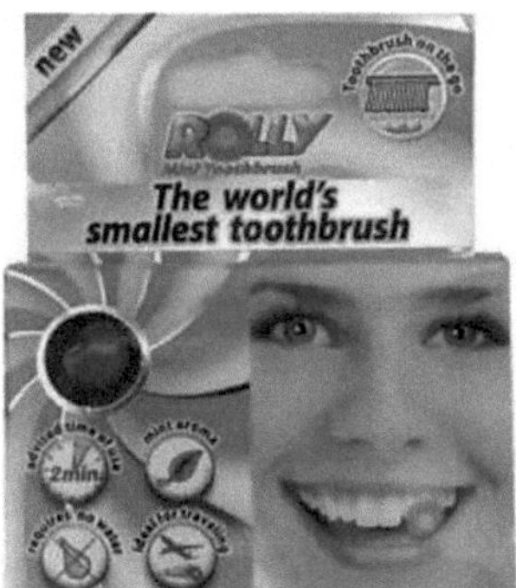

Fig.33 Escova de dentes mastigável (sabor a menta)

- **Escova de dentes musical** - A escova de dentes com sistema de música e luz é apresentada para tornar o hábito de escovar os dentes mais interessante e para captar a atenção das crianças (fig.34). A luz e a música dentro da escova tocam quando a criança começa a escovar os dentes e continuam até 2 minutos, até a música e a luz pararem. Esta tecnologia ajuda a criar o hábito de escovar os dentes durante 2 minutos. Os benefícios da música possuem vários atributos, como uma sensação de humor positivo, atenção e práticas de aprendizagem, enquanto o efeito da luz proporciona uma atmosfera visual que motiva e modifica a atitude mental e as capacidades de desempenho. Assim, o efeito combinado dos dois dá-lhes uma sensação de felicidade, fantasia, excitação e energia para realizar qualquer trabalho.[60]

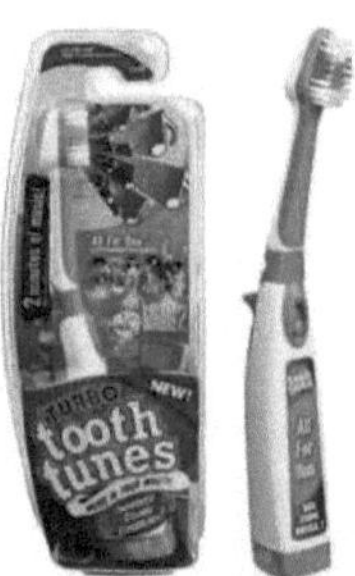

Fig.34 Escova de dentes musical

- ✓ Num estudo de controlo aleatório realizado por Subburaman N, concluiu-se que, embora tanto as escovas de dentes musicais como as normais reduzissem eficazmente a placa dentária, a escova de dentes musical mostrou uma mudança efectiva entre as crianças quando comparada com as escovas de dentes normais.[60]

- **Escova de dentes de dedo** - A escova de dentes de dedo é uma nova abordagem na conceção de escovas de dentes (fig.35). É macia, flexível e é uma escova de dentes de peça única moldada com vários tufos feitos de material de borracha de silicone macia.[61] É também designada por l-Brush. É um tipo de MTB recomendado para crianças com menos de 5 anos de idade para controlar a quantidade de placa bacteriana. Esta escova é montada no dedo indicador da mão que está a escovar os dentes.[62]

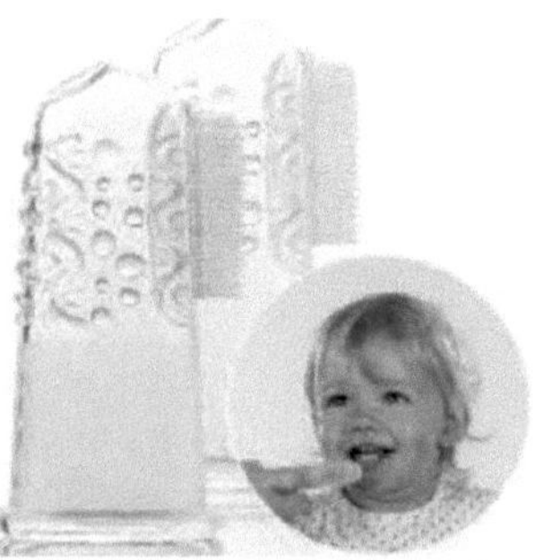

Fig.35 Escova de dentes de dedo

- ✓ Num estudo realizado por Pasiga B, os resultados mostraram que a escova de dedo removeu menos placa bacteriana do que uma MTB normal, mas pode ser uma alternativa para remover a placa bacteriana em crianças não cooperantes com menos de cinco anos de idade.[62]

- **Escovar com raspador de língua** - Algumas escovas de dentes têm projecções na parte de trás da cabeça das cerdas que funcionam como raspador de língua (fig.36). Um estudo realizado por Casemiro LA indicou que a raspagem da língua é um procedimento essencial para reduzir a microbiota da língua e a libertação de compostos de enxofre voláteis.[63]

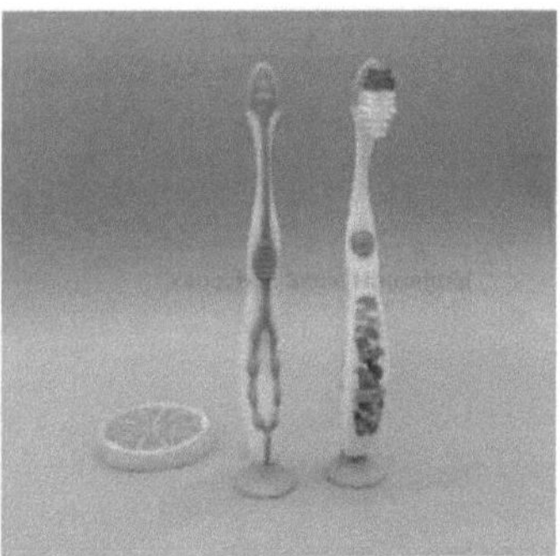

Fig.36 Escova com limpador de língua

- **Superbrush-** A escova de dentes manual de três cabeças (Dr. Barman "Superbrush") (fig.37) foi concebida para limpar simultaneamente as superfícies lingual, bucal e oclusal dos dentes. Num estudo realizado por Yoel S, concluiu-se que uma escova de dentes com três cabeças promove uma escovagem mais consistente dos dentes das crianças pelos pais do que uma escova de dentes com uma só cabeça.[64]

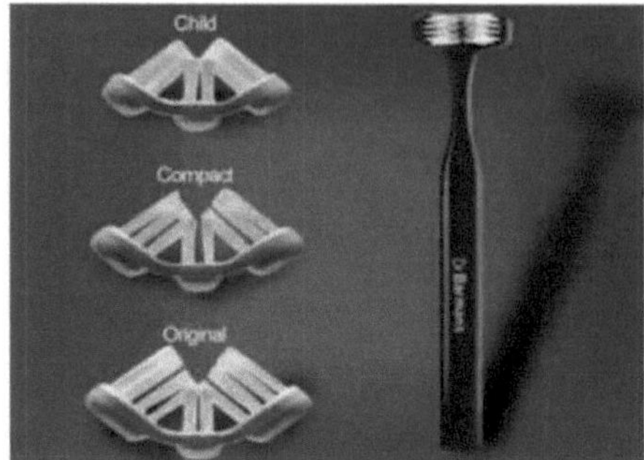

Fig.37 Superbrush

- **Pincel em T** - Foi influenciado pela forma da lâmina de barbear masculina utilizada para aparar os pêlos faciais

em homens, como mostra a fig.38. Foram utilizadas cerdas de nylon com pontas redondas. Foi concebida para trabalhar num movimento vertical em todas as superfícies dentárias, o que é fiável com a disposição dos dentes e imita o movimento natural para cima e para baixo da mão, que é mais controlado e estável.[65]

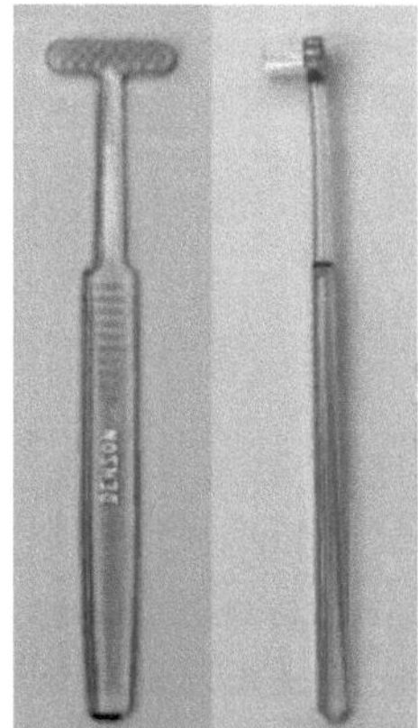

Fig.38 Vista anterior e lateral da cabeça da escova de dentes em forma de T

- **Escova de dentes Pulsar** - Novo conceito em tecnologia de escovas de dentes em que um chip pulsante é incorporado na base das cerdas (fig.39). A Pulsar tem cerdas vibratórias suaves que ajudam a quebrar a placa bacteriana entre os dentes e facilitam a sua remoção. A Oral-B Pulsar é a primeira a incorporar esta tecnologia nas MTB.[66]

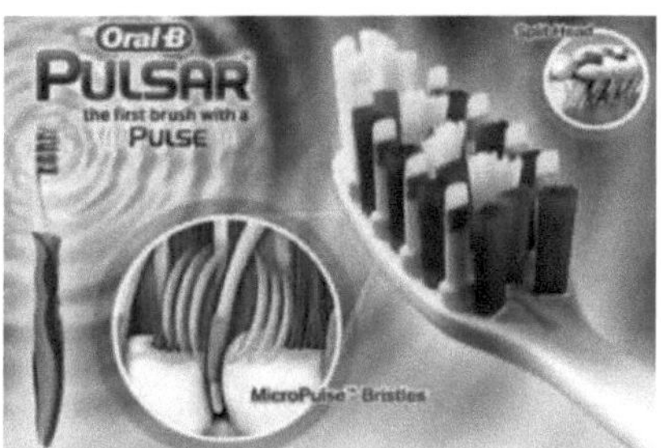

Fig.39 Escova de dentes Pulsar

FACTO:

Partilhar é cuidar, mas não da escova de dentes

Partilhar uma escova de dentes pode significar partilhar germes e bactérias.[67]

TÉCNICAS DE ESCOVAGEM DOS DENTES

Ao longo dos anos, têm sido defendidos vários tipos diferentes de técnicas de escovagem dos dentes para crianças. A esfoliação é o melhor método de escovagem para crianças pequenas e o Bass é o melhor para crianças mais velhas.[66] As técnicas mais predominantes são: [68,69]

- Método do rolo

A escova é colocada no vestíbulo, com as extremidades das cerdas direcionadas apicalmente, com os lados das cerdas a tocar no tecido gengival. O doente exerce pressão lateral com os lados das cerdas e a escova é movida oclusalmente. A escova é colocada novamente no alto do vestíbulo, e o movimento de rolamento é repetido. As superfícies linguais são escovadas da mesma forma, com dois dentes escovados simultaneamente (fig.40).

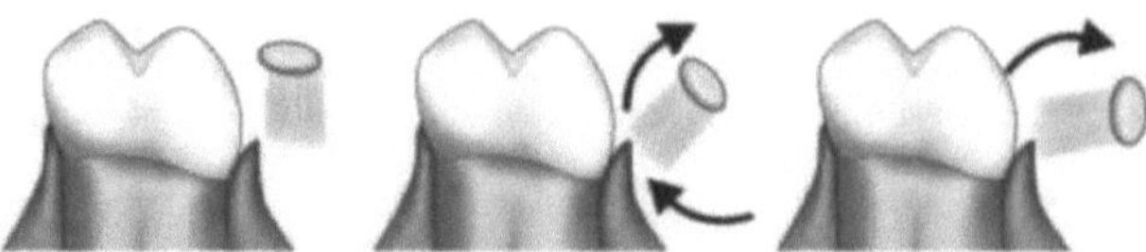

Fig.40 Método do rolo

- Método da Carta

As extremidades das cerdas são colocadas em contacto com o esmalte dos dentes e a gengiva, com as cerdas apontadas num ângulo de cerca de 45 graus em direção ao plano de oclusão. A escova é então pressionada lateralmente e para baixo, e a escova é vibrada suavemente para a frente e para trás cerca de um milímetro (fig.41).

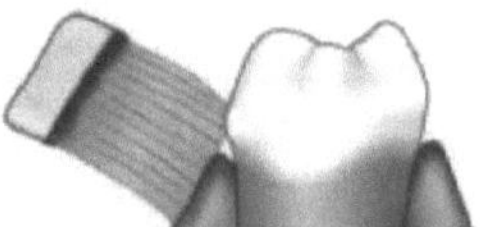

Fig.41 Método de Charter

- Método de lavagem horizontal

A escova é colocada horizontalmente nas superfícies vestibular e lingual e movida para trás e para a frente com um movimento de esfregar (fig.42).

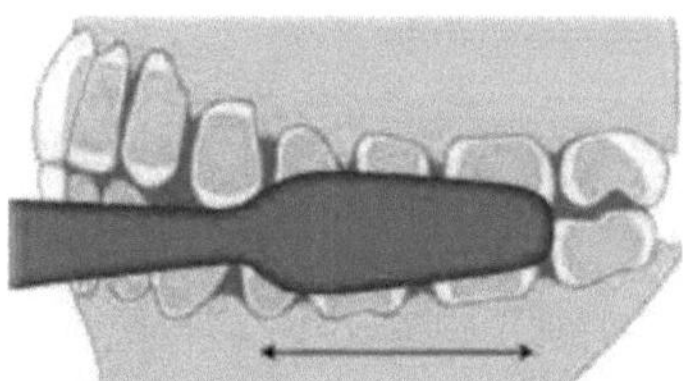

Fig.42 Método de lavagem horizontal

- Método de baixo

É um dos tipos mais eficazes de técnica de escovagem. Neste tipo, as cerdas são colocadas diretamente apicalmente num ângulo de 45 graus em relação à superfície do dente ou colocadas paralelamente à superfície do dente, pressionando ligeiramente as cerdas de modo a entrarem na linha da gengiva. Vibrar a escova para a frente e para trás com 10-15 movimentos para cada posição e mover-se junto aos dentes (fig.43).

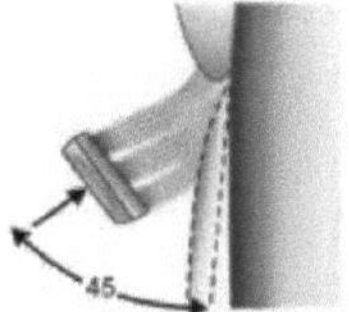

Fig.43 Método Bass

- Método Stillman

Tal como no método Bass, os filamentos são colocados num ângulo de 45 graus em relação ao dente, mas ao contrário do método Bass, os filamentos são colocados metade no sulco e metade na gengiva. É utilizado o mesmo golpe que no método de Bass (fig.44).

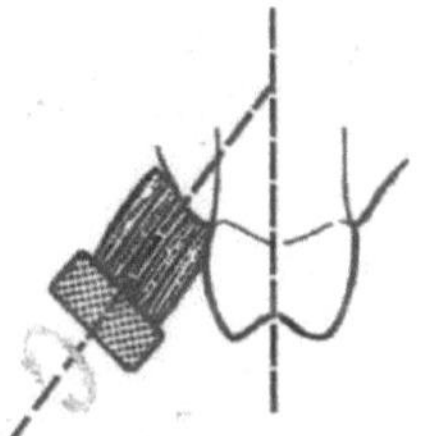
Fig.44 Método de Stillman

- Método de esfregaço circular

É a forma mais simples de as crianças escovarem os dentes. A escova é colocada no interior da boca. Com os dentes fechados e as pontas da escova em contacto com a gengiva sobre o último molar superior, as cerdas são activadas num movimento circular que varre desde a gengiva maxilar até à mandibular (fig.45). Esta técnica é mais adequada para crianças muito pequenas ou para aqueles que, em geral, não têm destreza muscular.

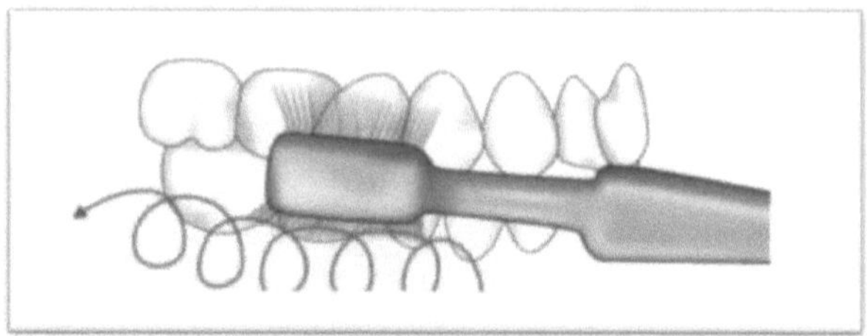

Fig.45 Método Fones

FACTO:

Em média, uma pessoa gasta cerca de 48 segundos por dia a escovar os dentes; no entanto, os dentistas recomendam pelo menos 2-3 minutos por dia.[70]

- Técnica de baixo modificada

A cabeça da escova é mantida paralela ao plano oclusal, com a cabeça da escova a cobrir quase 3-4 dentes, começando pelos dentes mais distais da arcada. As cerdas são colocadas na margem gengival num ângulo de 45 graus em relação ao longo eixo do dente. É exercida uma pressão vibratória suave com movimentos curtos para a frente e para trás, deslocando as pontas das cerdas (fig.46).

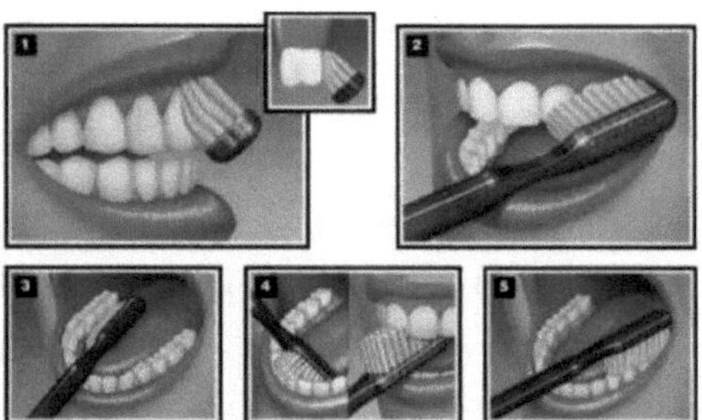

Fig.46 Técnica de baixo modificada

- Método de Stillman modificado

O método de Stillman modificado combina uma ação vibratória das cerdas com um movimento de pincelada da escova no longo eixo dos dentes. A escova é colocada na linha mucogengival, com as cerdas apontadas para longe da coroa, e é movida com um movimento de batida ao longo da gengiva e da superfície do dente. O cabo é rodado em direção à coroa e vibra à medida que a escova é movida (fig.47).

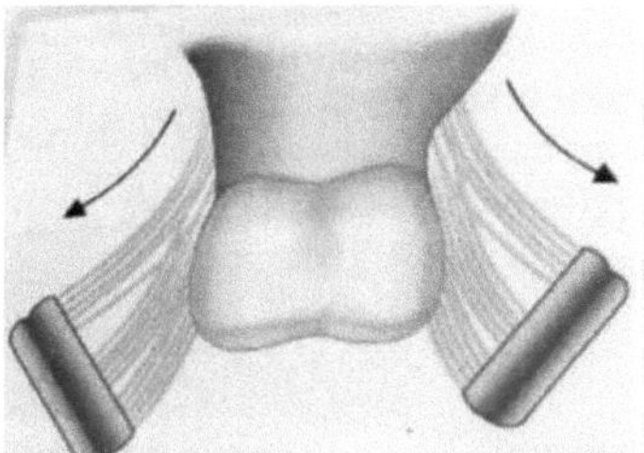

Fig.47 Método de Stillman modificado

ESCOVA DE DENTES ELÉCTRICA

As PTB podem ser descritas como "um dispositivo elétrico que consiste num cabo com um eletromotor que converte a eletricidade numa ação mecânica que é transferida para um eixo que impulsiona a cabeça da escova".[32] São também conhecidas como escovas de dentes automáticas, mecânicas ou eléctricas.[35,49] A PTB é concebida de forma semelhante à MTB, mas com maiores variações. As cabeças das escovas PTB tendem a ser mais compactas do que as MTB. O feixe de cerdas está disposto em forma circular ou em filas, montadas numa cabeça redonda. As cerdas estão dispostas num único tufo mais compacto, facilitando a limpeza interproximal e a escovagem em zonas menos acessíveis da boca.[51]

Muitos PTB demonstraram ser mais eficazes na remoção da placa bacteriana do que os MTB na manutenção da higiene oral.[73]

Em 1964, Ash escreveu: "Embora os PTBs não sejam de origem particularmente recente, as concepções avançadas, a promoção intensiva e a utilização generalizada de muitos tipos e fabricantes estimularam um interesse e uma investigação consideráveis sobre a sua segurança e eficácia." .[33] Nos últimos anos, os PTB evoluíram e tornaram-se tecnologicamente mais sofisticados, com uma aceitação crescente por parte dos consumidores.[37]

Os PTB antigos funcionavam através de uma combinação de movimentos horizontais e verticais, enquanto os novos PTB aplicam movimentos rotativos e oscilatórios-pulsantes com cerdas que se movem a alta frequência.

a. As indicações de PTB são:[35,49]

1. Crianças pequenas
2. Idosos
3. Pessoa com deficiência física ou mental
4. Aparelhos ortodônticos fixos
5. Pacientes institucionalizados que dependem dos prestadores de cuidados para escovar os dentes
6. Doentes artríticos
7. Indivíduos com pouca destreza
8. Doentes pouco motivados

A ADA desenvolveu critérios para a aceitação de **PTB** com base na segurança e na eficácia, que são referidos a seguir:[4]

1. Provas laboratoriais de segurança eléctrica, ou seja, ausência de perigo de choque elétrico.
2. Provas clínicas da segurança dos tecidos duros e moles em condições não supervisionadas
3. Provas clínicas da eficácia da placa bacteriana e da gengivite em comparação com uma escova de dentes já aceites e fornecidas pela ADA.
4. Provas de rotulagem correta e de alegações publicitárias que podem mencionar a redução da placa bacteriana, mas não a melhoria de qualquer doença oral existente.

b. O PTB pode ser distinguido de acordo com:[9]

I. Fonte de energia

II. Cabeça da escova

I. FONTE DE ALIMENTAÇÃO

Os PTB podem ser alimentados por pilhas ou recarregáveis.

i. **Escova de dentes a pilhas**

É designada por "escova de dentes a pilhas" devido ao facto de utilizar uma pilha AA (fig.48). A sua conceção e custo são semelhantes aos da MTB normal, exceto no que se refere à escova de dentes a pilhas, que possui vibrações que proporcionam uma ação de limpeza adicional. Além disso, a escova de dentes a pilhas inclui o seguinte.[72]

1. Contém uma pilha AA incorporada que pode ser substituída em alguns modelos
2. Botão "On/Off" ou "+/-" situado no punho
3. Cerdas ou cabeças de escova divididas especialmente concebidas para pulsar com as vibrações
4. Era portátil e mais barato, mas tinha "tempos de funcionamento" curtos e avarias mecânicas.[4]

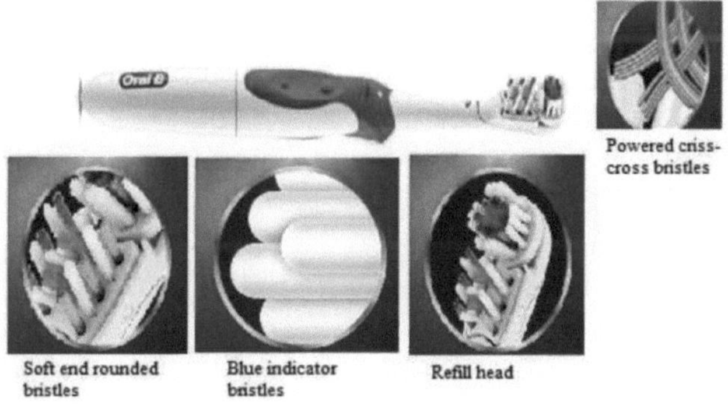

Fig.48 Escova de dentes a pilhas

ii. **Escova de dentes eléctrica recarregável**

É o tipo de PTB que se liga à corrente para recarregar, mantendo o cabo e substituindo a cabeça da escova de três em três meses (fig.49).

As escovas de dentes eléctricas recarregáveis diferem na tecnologia de limpeza, uma vez que utilizam micro-vibrações, oscilação/rotação (Ação de Limpeza 3D) ou tecnologia sónica.[72]

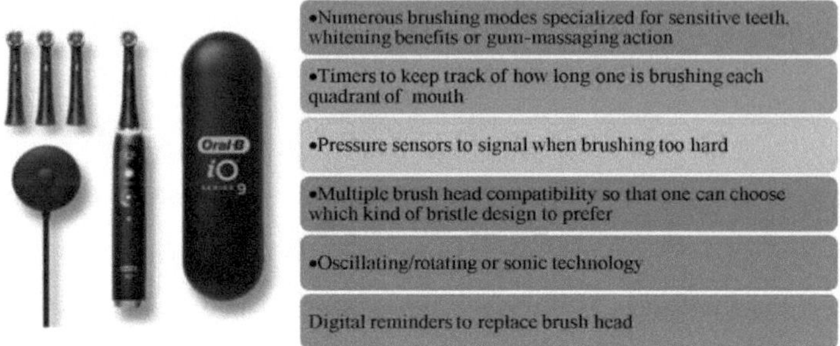

Fig.49 Escova de dentes eléctrica recarregável "io series 9" e suas vantagens

II. **Cabeça da escova**

A escova de dentes eléctrica é classificada de acordo com a forma e o movimento da cabeça da escova descritos no quadro 4.[49]

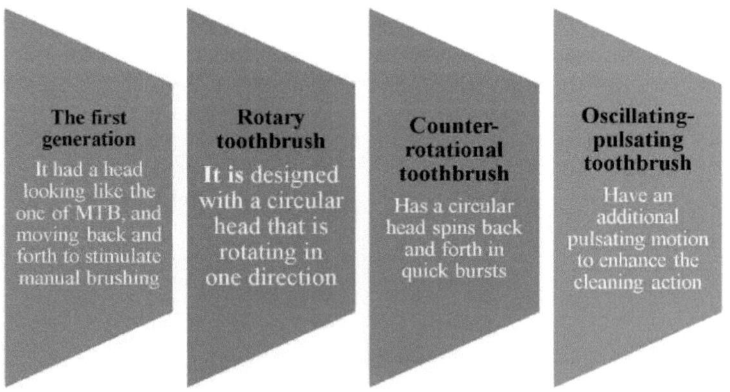

Quadro 4 A escova de dentes eléctrica classificada segundo a forma e o movimento da cabeça da escova

ESCOVA DE DENTES MANUAL VS ESCOVA DE DENTES ELÉCTRICA

As diferenças entre a escova de dentes eléctrica e a escova de dentes manual podem variar em vários aspectos, como as suas caraterísticas, capacidades de funcionamento, indicações e eficiência na remoção da placa dentária. Estas diferenças são apresentadas no Quadro **5.**[49,66]

S. No.	POWERED TOOTHBRUSH	MANUAL TOOTHBRUSH
1.	Brushing duration - 1-3 min	20-40 sec
2.	Teeth brushed at a time - One/multiple	Multiple
3.	Brush head motion - Minimal	Cross and multiple
4.	Brush head speed - 1000s/min	Zero
5.	Brush head strokes - 10-40/min	40-100/min
6.	Only minimal skill level is needed to brush properly	Requires manual dexterity and diligence
7.	Will probably clean better where someone lacks the skills needed for manual brushing, has problems making the necessary movements of brushing—people with arthritis and elder people	Not helpful in such a scenario
8.	Tend to brush longer with a power toothbrush, as minimum is needed; it can lead to better removal of dental plaque	Efforts needed can cause the person to limit the effort is needed; it can lead to better removal of dental plaque amount of time spent on brushing
9.	Smaller brush head that is easier to reach all areas of their mouth, even to the back teeth without causing discomfort as some larger brush heads, hence more preferred	Not always true
10.	Less brushing force required	More force required
11.	Less likely to cause damage to tooth enamel and gums because the majority of them have pressure sensors	Incorrect techniques can often cause damage

12.	Allow you to regulate the brushing time and pressure applied using a built-in timer and pressure sensors	Manual regulation required
13.	Recommended for those who wear braces as it may reach crevices between braces and teeth that are not easily cleaned	Comparatively, cleaning can be a cumbersome task crevice between braces and teeth that are not easily cleaned for those who have braces

Quadro 5 Escova de dentes eléctrica vs manual

✓ Num estudo efectuado por Voelker M A, não se verificaram diferenças significativas entre o número e o diâmetro das cerdas MTB e PTB entre os vários fabricantes.[41]

FACTO:

Partilhar uma escova de dentes, pasta de dentes, guardar duas ou mais escovas de dentes em contacto umas com as outras e não mudar a escova após o processo viral, são todas vias possíveis de contaminação cruzada de microrganismos.[73]

ESCOVA DE DENTES SÓNICA E ULTRA-SÓNICA

Estes tipos de escovas de dentes produzem vibrações de alta frequência (1,6 MHz), que conduzem ao fenómeno de cavitação e microfluxo acústico.

❖ Escova de dentes sónica

A escova de dentes sónica tem uma cabeça rotativa e cerdas com a caraterística adicional de emitir ondas sonoras.[28] A PTB que utiliza energia sónica funciona a uma frequência de 260 Hz. Este fenómeno ajuda na remoção de manchas, bem como na rutura da parede celular bacteriana.[35] A oscilação da cabeça da escova produz uma velocidade na ponta das cerdas que, quando inserida num ambiente de fluido/ar, cria um fluido turbulento e atividade de bolhas e forças de cisalhamento associadas.[74]

❖ Escova de dentes ultra-sónica

A escova de dentes ultra-sónica é uma escova de dentes em que um emissor ultrassónico piezoelétrico está incorporado na cabeça da escova. O emissor de ultra-sons é acionado por uma fonte de alimentação localizada no cabo que funciona a 1,6 MHz.[5] Os ultra-sons convertem as bolhas de dentífrico em agentes de limpeza activos localizados com a ajuda de microfluxo acústico e melhoram a limpeza devido à sua interação com as bolhas.

- A escova de dentes ultra-sónica Emmident (fig.50) gera ultra-sons com o seu microchip ultrassónico patenteado, que está incorporado na cabeça da escova. Este chip cria até 96 milhões de impulsos ultra-sónicos (oscilações de ar) por minuto e transmite-os através das cerdas, juntamente com a pasta de dentes Nano Bubble especialmente formulada, para os dentes e gengivas. Esta popular e revolucionária escova de dentes beyond sonic é um método único de limpeza dos dentes e de remoção de bactérias nocivas, mesmo em áreas de difícil acesso, e supera as outras escovas de dentes em muitos aspectos.[66]

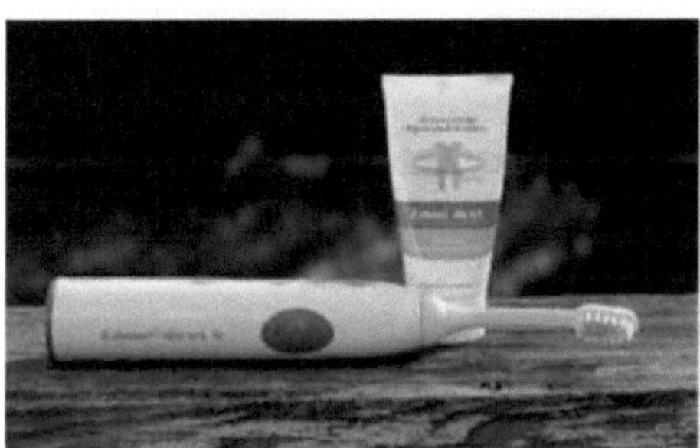

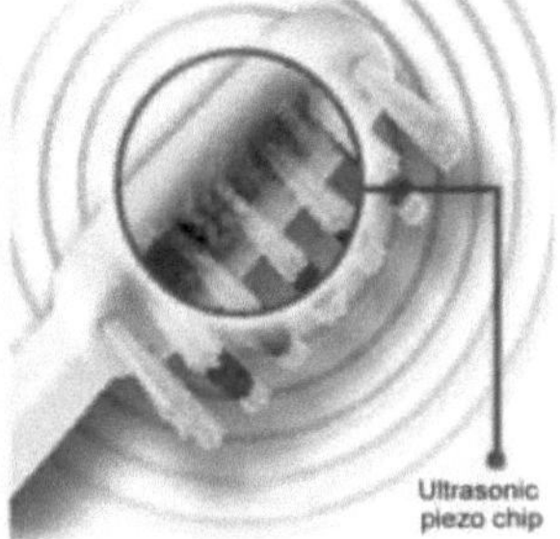

Fig.50 Escova de dentes ultra-sónica Emmident

Mais tarde, foram criadas escovas de dentes utilizando a combinação de processos **sónicos e de ultra-sons**. A investigação confirmou que podiam remover sinergicamente o biofilme de *S. mutans*. O movimento da cabeça da escova sónica gera bolhas num dentífrico, e os ultra-sons projectados nessa pasta provocam a expansão das bolhas e contraem, levando à deslocação das bactérias da placa bacteriana que aderem às superfícies dos dentes.[49,74]

- A escova de dentes eléctrica Philips sonicare (fig.51) limpa suave e eficazmente os espaços interdentários e as áreas ao longo da linha das gengivas. As cerdas de limpeza efectuam mais de 500 movimentos por segundo. A tecnologia sonora proporciona um resultado eficaz, à medida que a criança domina as técnicas de higiene oral. Com esta tecnologia, a escova de dentes Philips Sonicare for Kids proporciona resultados até 75% mais eficazes do que uma escova de dentes normal. A escova de dentes eléctrica com Bluetooth liga-se à aplicação e ajuda a criança a aumentar gradualmente o tempo de escovagem. Desta forma, o tempo de limpeza de 2 minutos é alcançado. Ao utilizar a aplicação, as crianças repetem os movimentos atrás do instrutor, que dá instruções, levando a criança a limpar cada zona durante mais tempo. Limpam cuidadosamente cada parte da cavidade oral. Este é um processo divertido que ajudará as crianças a aprenderem a ter cuidados orais corretos.[75]

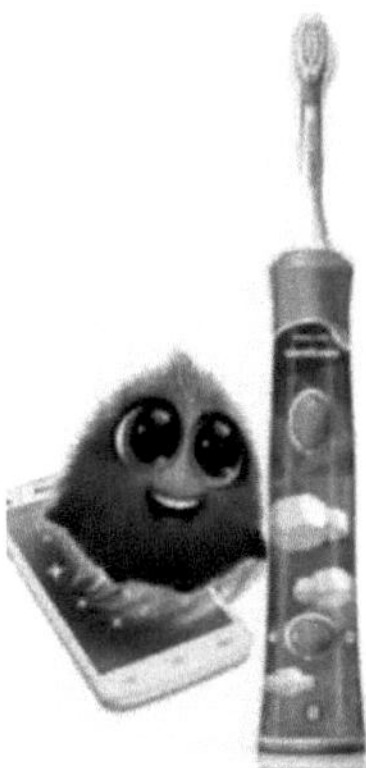

Fig. 51 Escova de dentes eléctrica Philips sonicare

- A escova de dentes eléctrica Oral-B kids para crianças a partir dos 3 anos pode ser utilizada com a aplicação disney magic timer da Oral-B para que as crianças se divirtam a escovar os dentes com as suas personagens favoritas (fig.52).

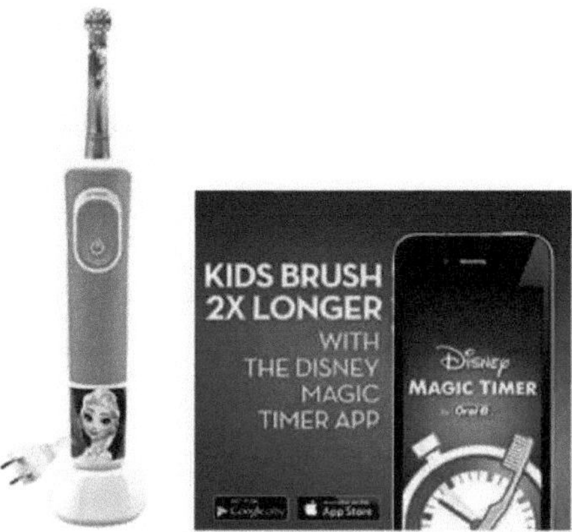

Fig.52 Escova de dentes eléctrica Oral-B kids

- O Braun-oral b kids PTB d10 (fig.53) é mais eficaz na remoção da placa bacteriana em crianças. Tem uma cabeça de escova redonda oscilante, pelo que não causa danos nos tecidos moles. É apelativo para as crianças porque toca música num intervalo de um minuto, controlando assim o tempo de escovagem.[66]

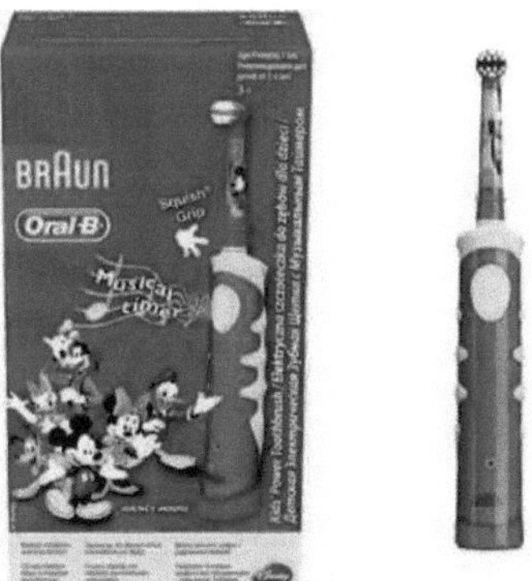

Fig.53 Braun-oral B kids PTB D10

- ✓ Num estudo realizado por Davidovich E, concluiu-se que o PTB oscilante-rotativo proporcionou uma redução superior da placa bacteriana em relação a uma escova de dentes manual com escovagem de utilização única em crianças. .[76]

- ✓ Numa revisão narrativa realizada por Preda C, foram observadas melhores tendências de melhoria dos parâmetros clínicos na escova de dentes com cabeças de ação sónica do que na escova de dentes com cabeças oscilantes rotativas. .[77]

ESCOVA DE DENTES IÓNICA

Esta escova de dentes funciona alegadamente através da inversão da polaridade dos dentes (fig.54). Os dentes têm naturalmente uma carga iónica negativa, enquanto as partículas de alimentos têm uma carga iónica positiva.[28]

As escovas de dentes iónicas alteram a carga da superfície de um dente através de um influxo de iões de carga positiva. A placa bacteriana com uma carga semelhante é assim repelida da superfície do dente e é atraída pelas cerdas carregadas negativamente da escova de dentes.[35]

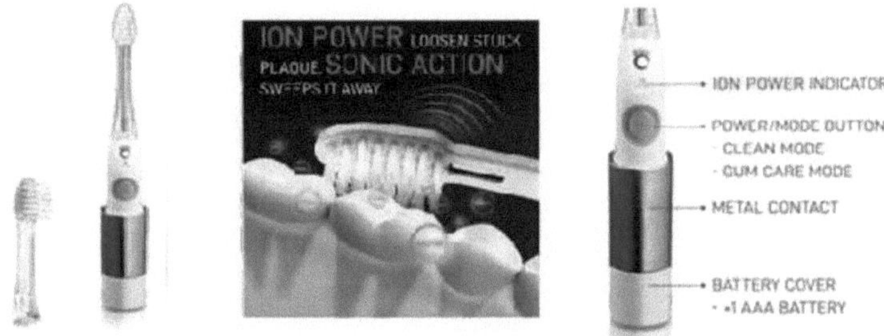

Fig.54 Escova de dentes iónicaMecanismo **da escova de dentes iónica**

A placa bacteriana está ligada aos dentes eletricamente por iões positivos. Com a ação iónica (iões negativos em movimento), a ligação entre o dente e a placa afrouxa, facilitando a remoção da placa (fig.55).

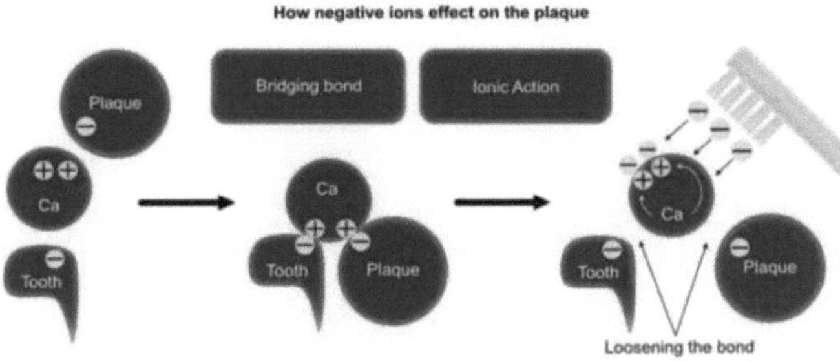

Fig.55 Mecanismo da escova de dentes iónica

✓ **Escova de dentes biónica - SOLADEY**

O Soladey foi inventado no Japão pelo Dr. Yoshinori Nakagawa. O nome tem origem nas palavras "Solar" e "Dental".[49] O mecanismo de funcionamento é descrito na fig.56.

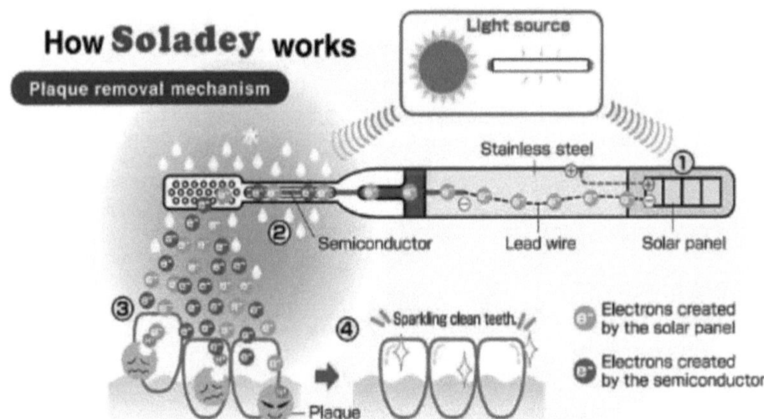

Fig.56 Mecanismo de funcionamento do soladey

Vantagens

i. A pasta de dentes não é necessária, uma vez que a água (saliva) é o ingrediente ativo. Por conseguinte, esta é a melhor escolha para as crianças que engolem pasta de dentes, o que pode ter um impacto negativo na saúde a longo prazo.

ii. O dióxido de titânio, o metal de que é feita a barra, não se dissolve nem corrói

ii. É eficaz na limpeza de obturações, coroas e aparelhos ortodônticos.

O Soladey 3 (fig.57) é o modelo mais recente, com uma pega metálica ligeiramente menos volumosa do que o Soladey Ion5.[78]

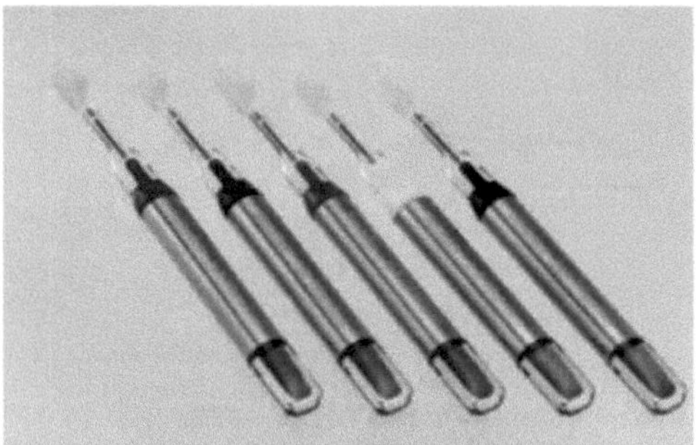

Fig.57 Escova de dentes Soladey

ESCOVAS DE DENTES MAIS RECENTES

C-SMART

Escova de dentes para deteção de cáries: C-SMART: Escova de dentes para deteção precoce de cáries dentárias C- SMART, uma versão melhorada da escova de dentes moderna que será capaz de dizer aos utilizadores se têm cáries a desenvolver-se nos seus dentes. Para detetar as cáries, a C-SMART utiliza tecnologia laser que recolhe a luz reflectida pelas cáries, que é enviada para um chip de microcomputador no cabo da escova de dentes.[7]

T ATENA

É a primeira escova de dentes para deteção de cáries (fig.58). Funciona como: [79]

- A tecnologia de imagiologia de nível médico analisa os dentes durante a escovagem.
- Redes neuronais treinadas para pensar como um dentista para detetar os primeiros sinais de cáries.
- A aplicação móvel ATHENA avisa quando detecta a formação de uma cárie.

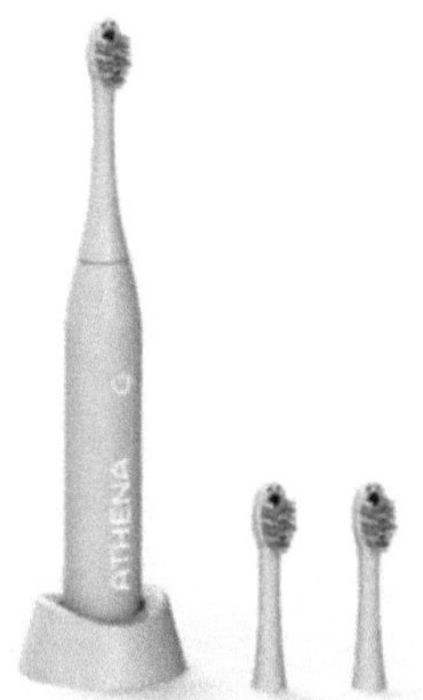

Fig.58 A primeira escova de dentes para deteção de cáries

Primeiro robô para escovar os dentes

O Willo é o primeiro robô para escovar os dentes (fig.59). Tem uma forma ultra-perfeita e sem complicações para ajudar as crianças a desenvolver uma melhor higiene oral. É uma solução de higiene oral para crianças dos 6 aos 17 anos, sem sacrificar a segurança ou a sustentabilidade.[80]

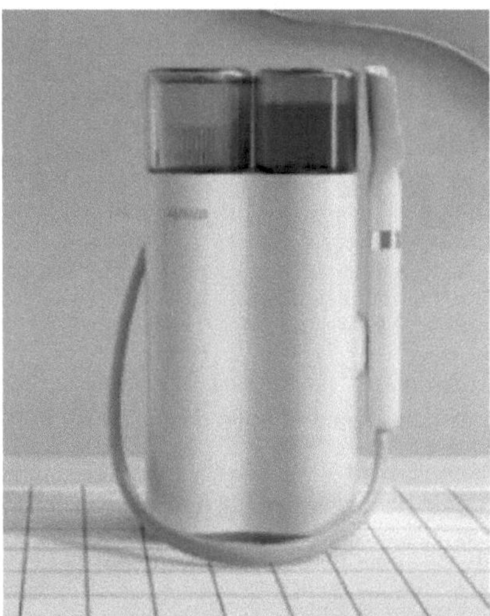

Fig.59 Primeiro robot de escovagem de dentes

- **Y-Brush-** Foi anunciada como a "escova de dentes eléctrica da próxima geração", capaz de escovar eficazmente todas as superfícies dos dentes em apenas dez segundos (fig.60). A Y-Brush é o único produto que utiliza cerdas de nylon em vez de tiras de silicone. Um cabo transmite vibrações a uma escova de cerdas de nylon que, por sua vez, se move de forma a limpar eficazmente os dentes, as gengivas e a linha das gengivas. As vibrações proporcionadas pelo dispositivo baseiam-se em frequências sónicas específicas. Ao contrário das tiras de silicone e de outros materiais, as cerdas de nylon são suficientemente finas para alcançar os espaços entre os dentes, produzindo uma limpeza profunda e uma eliminação cuidadosa da placa dentária.

Tem a forma de um "Y", permitindo a cobertura completa de todos os dentes.

Estão disponíveis diferentes versões para crianças, adolescentes e adultos. Também é possível utilizar o aparelho com as mãos livres, o que simplifica a tarefa para crianças e idosos.[81]

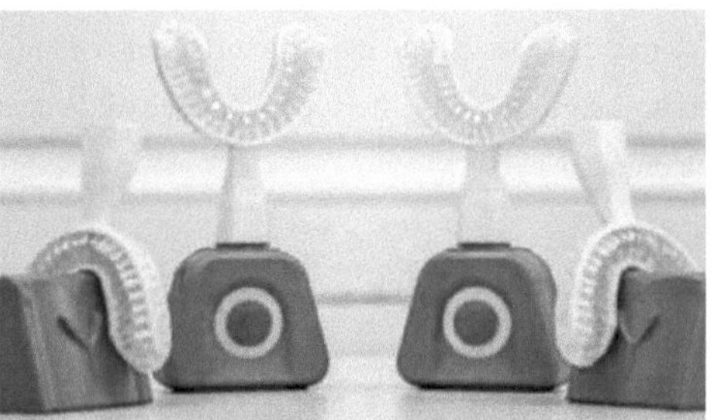

Fig.60 Escova em Y

FACTO:

*Há 6,8 **BILHÕES** de pessoas no planeta, 4 **BILHÕES** delas usam um telemóvel, mas apenas 3,5 **BILHÕES** usam uma escova de dentes.*[82]

FUTURO

Atualmente, as pessoas vivem numa das eras tecnológicas em mais rápida evolução de todos os tempos. Todos os dias são lançadas novas tecnologias que tornam a vida mais fácil e mais complexa ao mesmo tempo.[86] Os aparelhos e ferramentas domésticos básicos do dia a dia tornaram-se rapidamente ferramentas "inteligentes" ao longo dos anos. Parece que a escova de dentes está a receber o mesmo tratamento.[84]

- **Escova de dentes movida a língua**
  - Para limpar os dentes, imagine usar uma escova de dentes sem mãos. A escova de dentes movida a língua, oficialmente conhecida como T2T Tongue, é montada na língua e, ao rodar a língua, escova os dentes. Permite fazer várias tarefas porque, ao utilizar a língua para escovar, mantém as mãos livres para fazer outras coisas.[85]

- **Nanopartículas**
  - Até agora, todas as tecnologias têm-se baseado na alteração da forma de escovar os dentes. Há, no entanto, sugestões sobre como melhorar a pasta de dentes. Os investigadores criaram partículas que se ligam à superfície dos dentes e libertam lentamente um composto para combater a acumulação de placa bacteriana que se forma naturalmente nos dentes ao longo do dia. Este mecanismo de libertação lenta significa que será possível evitar o mau hálito durante um dia inteiro.[85]

- A Colgate, em conjunto com a Apple, está a lançar a próxima geração de escovas de dentes eléctricas chamada E1. Só estará disponível no sítio Web da Apple ou nas lojas Apple de todo o país, numa altura em que a Apple tenta entrar no sector da saúde. O material promocional sobre a escova apresenta tecnologia de mapeamento da boca, vibrações sónicas e até treino de escovagem.

✓ Para as crianças que utilizam a escova, estará disponível um jogo chamado Go Pirate, que se sincronizará com os sensores de escovagem e as incentivará a escovar melhor e durante mais tempo. Para os pais, o modo família permite verificar as técnicas de escovagem dos seus filhos e certificar-se de que estão a fazer um bom trabalho. Acabaram-se as suposições e a esperança de que os dentes estejam a ser limpos adequadamente todas as noites para evitar cáries.[83]

- No futuro, poderão surgir invenções como um pequeno chip ou um dispositivo como a cabeça de uma escova de dentes que, quando colocada na boca, abre automaticamente as cerdas, limpa os dentes e mata os microrganismos.

- Uma vez que os aparelhos móveis se estão a tornar a parte mais crucial de todos, as invenções também podem ser sonhadas com uma escova de dentes incorporada no telemóvel, sem necessidade de água, que pode ser utilizada atempadamente com o rastreio no telemóvel. Isto facilitará a utilização por todos, mesmo que não tenham tempo para escovar os dentes.

RECOMENDAÇÕES DE ESCOVAGEM DOS DENTES

Escovar os dentes é uma parte importante da rotina de cuidados dentários. Para uma boca e um sorriso saudáveis, a ADA recomenda: [86]

- Escovar os dentes duas vezes por dia durante dois minutos com uma escova de cerdas macias (Fig.62). O tamanho e a forma da escova de dentes devem adaptar-se à boca, permitindo alcançar facilmente todas as áreas.

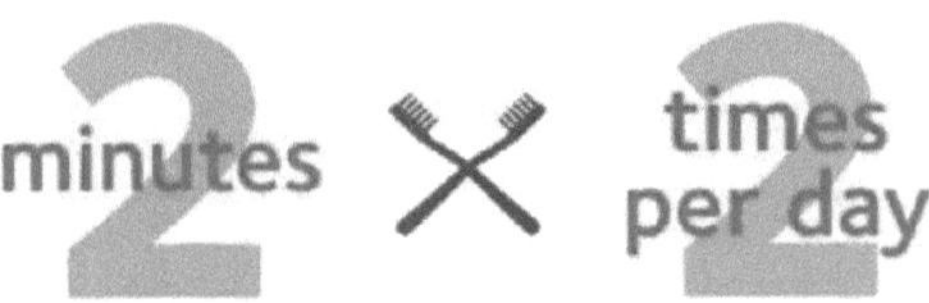

Fig.62 A escovagem dos dentes deve ser feita durante 2 minutos, 2 vezes por dia

- Substitua a escova de dentes a cada três ou quatro meses, ou mais cedo se as cerdas estiverem gastas. Uma escova de dentes gasta não faz um bom trabalho de limpeza dos dentes.
- Certifique-se de que utiliza uma pasta de dentes com flúor aceite pela ADA.

A Associação Dentária Indiana deu as seguintes diretrizes gerais para as crianças: [87]

1) BEBÉS E CRIANÇAS PEQUENAS

   i. Escovar os dentes de leite - Assim que os dentes de leite da criança começarem a nascer, escove-os com uma pequena escova de dentes de cerdas macias e uma quantidade de pasta dentífrica do tamanho de uma ervilha, depois de a alimentar e ao deitar.

2) CRIANÇAS

   i. Ensinar as crianças a escovar os dentes e a usar o fio dental - Quando a criança atinge os 6 anos de idade, já deve ter a capacidade de coordenação necessária para escovar os dentes. Ensine à criança técnicas corretas de escovagem dos dentes, que incluem movimentos curtos, para cima e para baixo e para trás e para a frente, e escovagem à volta da linha das gengivas.

Deve ser conhecido um padrão de escovagem de rotina para evitar a eliminação de qualquer área dentária. Um padrão ordenado consiste em ensinar as crianças a iniciar a escovagem dos dentes limpando as superfícies oclusais das arcadas maxilares, começando pelos molares, e depois o mesmo nas arcadas mandibulares. É extremamente importante escovar as fossas e fissuras.[4]

FACTO:

As escovas de dentes gostam de ser deixadas ao ar livre.

Não cubra habitualmente as escovas de dentes nem as guarde em recipientes fechados, uma vez que um ambiente húmido é mais propício ao crescimento de bactérias indesejáveis do que o ar livre.[67]

CONCLUSÃO

O controlo da placa bacteriana é um dos elementos-chave para manter uma boa higiene oral. A fim de controlar a placa bacteriana, a escova de dentes é o meio mecânico mais seguro e eficaz que, em última análise, irá prevenir as cáries dentárias e as doenças periodontais. A evolução da escova de dentes tem percorrido um longo caminho com vários tipos de modificações, tornando-a melhor para as pessoas de todas as faixas etárias, incluindo indivíduos saudáveis e pessoas com necessidades especiais de cuidados de saúde. As escovas de dentes já eram utilizadas há muito tempo, desde 3000 a.C.. Estas "escovas de dentes" antigas consistiam tipicamente num ramo com uma extremidade desfiada, enquanto as escovas de dentes modernas, inventadas em 1938, eram tipicamente escovas de dentes com cerdas de nylon. A partir daí, as escovas de dentes foram objeto de uma explosão de invenções e de popularidade. Atualmente, existe uma enorme variedade de escovas de dentes no mercado, desde as variedades eléctricas/eléctricas e "inteligentes" até às escovas de dentes ecológicas/bambu. As escovas de dentes eléctricas são superiores aos seus complementos manuais na sua capacidade de remover a placa dentária das áreas aproximadas, mas mostram equivalência nas superfícies planas ou faciais dos dentes, enquanto a utilização de escovas de dentes de bambu reduz os resíduos de plástico e a poluição ambiental. Com o avanço da tecnologia, as escovas de dentes passaram a incluir a tecnologia Bluetooth Smart, sensores programáveis que permitem utilizar o smartphone como "controlo remoto" das escovas de dentes. Na era moderna, foi também inventada outra escova de dentes com tecnologia de deteção de cáries. Com o aparecimento da nanotecnologia, o futuro das escovas de dentes está prestes a atingir um novo patamar que beneficiará o utilizador e melhorará a higiene oral. O tamanho do cabo, bem como a flexibilidade e a posição das cerdas, também são importantes para uma escovagem eficaz dos dentes. O método específico de escovagem dos dentes, a frequência, a duração e o rigor da escovagem são também essenciais, mais do que a simples escolha de uma escova de dentes. Todas estas variações do passado para o presente fazem com que o princípio fundamental da escova de dentes seja o mesmo para remover a placa dentária da cavidade oral, mas com mais eficácia e tornando-a interessante para as crianças. Por conseguinte, a utilização de uma escova de dentes de forma correta, tendo em conta as orientações e recomendações específicas, tem um grande impacto na saúde oral de todos os indivíduos.

REFERÊNCIAS

1. Ingle NA, Dubey HV, Kaur N, Gupta R. Prevalence of dental caries among school children of Bharatpur city, India. Jornal da Sociedade Internacional de Odontologia Preventiva e Comunitária. 2014; 4(1):52.
2. Naseem S, Fatima SH, Ghazanfar H, Haq S, Khan NA, Mehmood M, Ghazanfar A. Práticas de higiene oral e técnicas de limpeza dos dentes entre estudantes de medicina. Cureus. 2017; 9(7).
3. Duangthip D, Chu CH. Desafios na higiene oral e na política de saúde oral. Fronteiras em Saúde Oral. 2020; 1:575428.
4. Baruah K, Thumpala VK, Khetani P, Baruah Q, Tiwari RV, Dixit H. Uma revisão sobre escovas de dentes e métodos de escovagem de dentes. Revista Internacional de Invenção da Ciência Farmacêutica. 2017; 6(5):29-38.
5. Mandal A, Singh DK, Siddiqui H, Das D, Dey AK. Novas dimensões no controlo mecânico da placa bacteriana: Uma visão geral. Jornal Indiano de Ciências Dentárias. 2017; 9(2):133.
6. Vibhute A, Vandana KL. The effectiveness of manual versus powered toothbrushes for plaque removal and gingival health: A meta-analysis. Jornal da sociedade indiana de periodontologia. 2012; 16(2):156.
7. Dudeja A, Grover HS, Kapoor S. Novas invenções no controlo da placa bacteriana: A Review. Jornal Universitário de Ciências Dentárias. 2018; 4(1):19-24.
8. Garbin CA, Garbin AJ, Dos Santos KT, de Lourdes Carvalho M, Lima DC. Avaliação da deterioração das cerdas de escovas dentais utilizadas por crianças pré-escolares. International journal of dental hygiene. 2009; 7(4):285-8.
9. Mehta S, Vyaasini CS, Jindal L, Sharma V, Jasuja T. Toothbrush, its design and modifications: Uma visão geral. Jornal de investigação e opinião médica atual. 2020; 3(08):570.
10. Yaacob M, Worthington HV, Deacon SA, Deery C, Walmsley AD, Robinson PG, Glenny AM. Escovagem de dentes eléctrica versus manual para a saúde oral. Base de dados Cochrane de revisões sistemáticas. 2014(6).
11. Dental Tribune USA. A evolução da escova de dentes. Disponível em: https://us.dental- tribune.com/news/the-evolution-of-the-toothbrush
12. Petker W, Weik U, Margraf-Stiksrud J, Deinzer R. Oral cleanliness in daily users of

powered vs. manual toothbrushes-a cross-sectional study. BMC oral health. 2019; 19(1):1-9.

13. Ghosh S, Chakraborty A, Pal TK. Um estudo sobre a dimensão do diâmetro das cerdas de algumas escovas de dentes manuais. JIDA: Jornal da Associação Dentária Indiana. 2017; 11(12).
14. Biesbrock AR, Bayuk LM, Santana MV, Yates DS, Bartizek RD. A eficácia clínica de uma nova escova de dentes eléctrica e o seu impacto na saúde oral. J Contemp Dent Pract. 2002; 3(2):1-0.
15. Mathur R, Jain S, Meena S, Parvez M. A comparative evaluation of commercially available pediatric toothbrushes in India (Uma avaliação comparativa das escovas de dentes pediátricas disponíveis no mercado na Índia). Jornal de Saúde Oral e Investigação. 2013; 4(2).
16. Tu WK. Um olhar sobre as escovas de dentes. The Journal of the American Dental Association. 2007; 138(9):1288.
17. Tadinada A, Kilham J, Bysani P, Gopalakrishna A. A evolução de uma escova de dentes: Da antiguidade ao presente - uma mini revisão. J Dent Health Oral Disord Ther. 2015;2(4):127-30.
18. O Dentista da Casa do Açúcar. A evolução da sua escova de dentes. [Internet]. [cited 2021 Sep 11]. Disponível em: https://www.thesugarhousedentist.com/the-evolution-of-your-toothbrush
19. Biblioteca do Congresso, Washington. Quem inventou a escova de dentes e quando foi inventada? [Internet]. [cited 2021 Sep 11]; Disponível em: https://www.loc.gov/item/who-invented-the- toothbrush-and-when-was-it-invented
20. Clínica Dentária Dinâmica. A História da Escova de Dentes [Internet]. [cited 2021 Sep 11].

Disponível em: http://www.dynamicdentalinc.com/blog/bid/51946/The-History-of-the-

Escova de dentes

21. Odontologia Hoje. A escova de dentes manual e a higiene oral [Internet]. [cited 2021 Sep 11]. Disponível em: https://www.dentistrytoday.com/the-manual-toothbrush-and-oral-hygiene
22. Museu da vida quotidiana. A Visual History of the Toothbrush [Internet]. [cited

2021 Sep 11]. Disponível em: https://museumofeverydaylife.org/exhibitions-collections/previous- exhibitions/toothbrush-from-twig-to-bristle-in-all-its-expedient-beauty/a-visual-history-of- the-toothbrush

23. Pensamento Co. Uma história abrangente da medicina dentária e dos cuidados dentários. Atualizado em março de 2018
19. Disponível em: https://www.thoughtco.com/history-of-dentistry-and-dental-care-
1991569

24. Desenhos de sorrisos. Evolução da escova de dentes. [Internet]. [cited 2021 Sep 11]; Disponível em: https://www.smiledesigns.com.au/2020/01/25/evolution-of-the-toothbrush

25. Rendell M. William Addis, e a história da escova de dentes moderna. [cited 2021 Sep 11].
Disponível em: https://mikerendell.com/william-addis-and-the-story-of-the-modern-escova de dentes

26. História de East London. William Addis, inventor da escova de dentes. [cited 2021 Sep 11]. Disponível em: https://web.archive.org/web/20180813175508/http://eastlondonhistory.com/2011/08/16/willi am-addis-inventor-of-the-toothbrush/

27. Made up in Britain. Toothbrush [Internet]. [cited 2021 Sep 11]. Disponível em: https://madeupinbritain.uk/Toothbrush

28. Penick C. Escovas de dentes eléctricas: uma revisão crítica. Revista internacional de higiene dentária. 2004; 2(1):40-4.

29. Dentista de Fort Worth. A História Completa da Escova de Dentes [Internet]. [cited 2021 Sep 11]. Disponível em: https://fortworthtexasdentist.com/the-complete-history-of-the-toothbrush.

30. Ng C, Tsoi JK, Lo E, Matinlinna JP. Aspectos de segurança e design das escovas de dentes eléctricas - uma revisão narrativa. Revista de odontologia. 2020; 8(1):15.

31. Ash Jr MM. A Review of the Problems and Results of Studies on Manual and Power Toothbrushes (Uma revisão dos problemas e resultados de estudos sobre escovas de dentes manuais e eléctricas). O Jornal de Periodontologia. 1964; 35(3):202-13.

32. Elkerbout TA, Slot DE, Rosema NM, Van der Weijden GA. Qual a eficácia de uma escova de dentes eléctrica em comparação com uma escova de dentes manual? Uma revisão sistemática e meta-análise de exercícios de escovagem individuais. Revista internacional de higiene dentária. 2020; 18(1):17-26.
33. Humm V, Wiedemeier D, Attin T, Schmidlin P, Gartenmann S. Treatment Success and UserFriendliness of an Electric Toothbrush App: Um estudo piloto. Dentistry Journal. 2020; 8(3):97.
34. Wikipédia. Escova de dentes [Internet]. [cited 2021 Sep 11]. Disponível em: https://en.wikipedia.org/w/index.php?title=Toothbrush&oldid=1080385889
35. Peter S. Essentials of preventive and community dentistry (Fundamentos da medicina dentária preventiva e comunitária). Editora Arya (Medi); 2009:121-123.
36. Sasan D, Thomas B, Bhat MK, Aithal KS, Ramesh PR. Seleção da escova de dentes: Um dilema? Jornal Indiano de Investigação Dentária. 2006; 17(4):167.
37. Loitongbam M, Mohan R, Chowdhary Z, Mehrotra S. Comparative evaluation of tooth surface roughness caused by three different powered toothbrushes and a novel manual toothbrush-An SEM and AFM study. Jornal Indiano de Investigação Dentária. 2020; 31(5):743.
38. Universidade de Hong Kong. Tipos de escovas de dentes [Internet]. [cited 2021 Sep 11]. Disponível em: http://www.uhs.hku.hk/he/msg/doc/201206e.pdf.
39. Claydon NC. Conceitos actuais sobre escovagem de dentes e limpeza interdentária. Periodontologia 2000. 2008; 48(1):10-22.
40. E-Dental. Escova de dentes com cabeça flexível [Internet]. [cited 2021 Sep 11]. Disponível em: https://www.e-dental.com/doc/flexible-head-toothbrush-0001
41. Voelker MA, Bayne SC, Liu Y, Walker MP. Catálogo de desenhos de cabeças de escovas de dentes. Associação Americana de Higienistas Dentários. 2013; 87(3):118-33.
42. Botley Dental. Escova de tufo único [Internet]. [cited 2021 Sep 11]. Disponível em: https://www.botleydental.com/files/single_tufted_brush.pdf.
43. Ghosh S, Chakraborty A, Pal TK. Um estudo sobre a dimensão do diâmetro das cerdas de algumas escovas de dentes manuais. JIDA: Jornal da Associação Dentária Indiana. 2017; 11(12).
44. Kumar S, Singh SK, Gupta A, Roy S, Sareen M, Khajuria S. Um estudo

profilométrico para avaliar o papel da escova de dentes e da pasta de dentes no processo de abrasão. Journal of Dentistry. 2015; 16(3 Suppl):267.

45. Sharma NC, Qaqish J, Walters PA, Grender J, Biesbrock AR. A clinical evaluation of the plaque removal efficacy of five manual toothbrushes. Journal of Clinical Dentistry. 2010; 21(1):8.
46. Chemist Diret. Formas e tamanhos das escovas de dentes [Internet]. [cited 2021 Sep 11]. Disponível em: https://www.chemistdirect.co.uk/oral-b-toothbrush-shapes-and-sizes
47. Chalas R, Maksymiuk P, Pi7⁄8tek D, Biezanek T, Sobieszczahski J. Avaliação da eficácia das escovas de dentes manuais na redução do biofilme bacteriano nos espaços interdentários - análise comparativa. Journal of Stomatology; 68(2):170-82.
48. Akram A, Tang TH, Ang BS, Shaheen R, Zaki AH. Perceção de um novo design de escova de dentes pelos seus utilizadores. J Dent Med Sci. 2015;14(5):58-61.
49. Marya CM. Um livro de texto de odontologia de saúde pública. JP Medical Ltd; 2011. p.278-286.
50. Walia SS, Randhawa AK, Malhotra S, Multani K, Kaur G. Comparação de escovas de dentes comercializadas em amritsar - de acordo com as especificações da ada. Jornal indiano de cuidados dentários abrangentes (IJCDC). 2016; 6(1).
51. Fundo das Nações Unidas para a Infância. Especificações de escovas e pastas de dentes da UNICEF [Internet]. [cited 2021 Sep 11]. Disponível em: https://www.unicef.org/jordan/sites/unicef.org.jordan/files/2019-10/Toothpaste%20%26%20Toothbrush%20Specs.pdf
52. Dia nacional da escovagem dos dentes 2020. J Indian Assoc Public Health Dent 2020; 18:328-9.
53. Ng E, Lim LP. Uma visão geral dos diferentes auxiliares de limpeza interdentária e da sua eficácia. Revista de odontologia. 2019; 7(2):56.
54. Poklepovic T, Worthington HV, Johnson TM, Sambunjak D, Imai P, Clarkson JE, Tugwell P. Interdental brushing for the prevention and control of periodontal diseases and dental caries in adults. Base de dados Cochrane de Revisões Sistemáticas. 2013(12).
55. Sharma K, Sangwan A. Era das escovas de dentes inteligentes. Adv Hum Biol. 2013;3:2.

56. Colgate. Uma escova de dentes de bambu é adequada para si. [cited 2021 Oct 20]. Disponível em: https://www.colgate.com/en-in/oral-health/selecting-dental-products/is-a-bamboo- toothbrush-right-for-you
57. Borunda. História das escovas de dentes de plástico. [Internet]. [citado 2021 Out. 20].Disponível em: https://www.nationalgeographic.com/environment/article/story-of-plastic-toothbrushes
58. Thamke MV, Beldar A, Thakkar P, Murkute S, Ranmare V, Hudwekar A. Comparação da contaminação bacteriana e da eficácia antibacteriana em cerdas de escovas de dentes de carvão versus escovas de dentes sem carvão: Um estudo microbiológico. Odontologia clínica contemporânea. 2018; 9(3):463.
59. Nekkanti S, Kaur K, Balagopal S, Agarwal P. Plaque Removal Efficiency of Chewable Toothbrushes among 10-12-yearold Children: A Randomized Control Trial. Jornal da Sociedade Internacional de Odontologia Preventiva e Comunitária. 2020; 10(6):759.
60. Subburaman N, Kumar PD, Iyer K. Eficácia da escova de dentes musical nos detritos orais e na hemorragia gengival em crianças dos 6 aos 10 anos de idade: Um ensaio aleatório controlado. Jornal Indiano de Investigação Dentária. 2019; 30(2):196.
61. Kumar V, Murali R, Madhusudan K, Narasimhamurthy N, Yalamalli M, Hampanavar P. Eficácia da escova de dentes de dedo na remoção da placa bacteriana num grupo de crianças em idade pré-escolar: Um estudo aleatório controlado. Jornal da Academia Indiana de Medicina Oral e Radiologia. 2012; 24(3):43.
62. Pasiga B. Finger Brush, An Alternative for Removing Plaque In Children Under Five Years Old (Escova de Dedos, Uma Alternativa para Remoção de Placa em Crianças com Menos de Cinco Anos de Idade). Journal of Dentistry Indonesia. 2008; 13(2):224-8.
63. Casemiro LA, Martins CH, Carvalho TC, Panzeri H, Lavrador MA, Pires-de-Souza FD. Eficácia de um novo desenho de escova dental versus um raspador de língua convencional na melhoria do odor do hálito e na redução da microbiota da língua. Jornal de Ciência Oral Aplicada. 2008;16:271-4.
64. Telishevesky YS, Levin L, Ashkenazi M. Assessment of parental tooth-brushing following instruction with single-headed and triple-headed toothbrushes. Odontopediatria. 2012 ;34(4):331-6.

65. Mamat N, Mani SA. Eficácia da escova de dentes em forma de T em crianças: Um estudo piloto. Arquivos de Ciência Orofacial. 2018; 13(2).

66. Marwah N. Livro de texto de odontologia pediátrica. JP Medical Ltd; 2014: p. 304-20.

67. Lakeshore Family Dentistry. 10 coisas que você não sabia sobre sua escova de dentes; 2014 [Internet]. [cited 2021 Sep 11]. Disponível em: https://lakeshore-familydentistry.com/10-things-you- didnt-know-about-your-toothbrush

68. Aspen Dental. Técnicas de escovagem para crianças; 2019. Disponível em https://www.aspendentals.com/brushing-techniques-for-children.

69. Valiathan M. Técnicas de escovagem. Jornal Europeu de Medicina Molecular e Clínica. 2020; 7(2):6601-11.

70. Green Meadow Dental. 5 Factos interessantes sobre escovas de dentes; 2017 [Internet]. [cited 2021 Sep 11]. Disponível em: https://www.greenmeadowdental.com/blog/5-interesting-toothbrush-facts

71. Warren P, Thompson M, Cugini M. Eficácia da remoção de placa bacteriana de uma nova escova de dentes manual com cerdas MicroPulse e um design avançado de cabeça dividida. J Clin Dent. 2007;18(2):49-54.

72. Oral B. Caraterísticas e comparações de escovas de dentes a pilhas. Disponível em: https://oralb.com/en-us/oral-health/why-oral-b/electric-toothbrushes/battery-operated- toothbrush-features-comparisons

73. Centros de Controlo de Doenças e Infecções. Manuseamento de escovas de dentes. Revisto em 2016. Disponível em: https://www.cdc.gov/oralhealth/infectioncontrol/faqs/toothbrush-handling.html

74. Aggarwal N, Gupta S, Grover R, Sadana G, Bansal K. Eficácia da remoção da placa bacteriana de diferentes escovas de dentes: um estudo comparativo. Jornal Internacional de Odontologia Clínica Pediátrica. 2019; 12(5):385.

75. O meu dentista em Burbank. As 5 melhores escovas de dentes eléctricas e os benefícios da sua utilização [Internet]. [citado 2021 Out 20]. Disponível em: https://mydentistburbank.com/blog/top-5-electric-escovas-de-dentes-benefícios-da-utilização-das-escovas.

76. Davidovich E, Ccahuana-Vasquez RA, Timm H, Grender J, Cunningham P, Zini A. Estudo clínico aleatório da eficácia da remoção de placa bacteriana de uma escova de

dentes eléctrica numa população pediátrica. Revista internacional de odontologia pediátrica. 2017; 27(6):558-67.

77. Preda C, Butera A, Pelle S, Pautasso E, Chiesa A, Esposito F, Oldoini G, Scribante A, Genovesi AM, Cosola S. The Efficacy of Powered Oscillating Heads vs. Powered Sonic Action Heads Toothbrushes to Maintain Periodontal and Peri-Implant Health: A Narrative Review. Jornal Internacional de Investigação Ambiental e Saúde Pública. 2021; 18(4):1468.

78. Material Natural Spa. Escova de dentes, iónica activada por luz Soladey ion5, Soladey 3 ou cerdas / cabeças de substituição [Internet]. [citado 2021 Out 20]. Disponível em: https://naturalspasupplies.co.uk/shop/toothbrush-light-activated-ionic-soladey-eco-j3x/

79. Escova de dentes Athena. [Internet]. [citado 2021 Out 20]. Disponível em: https://athenatoothbrush.com

80. Dillet R. Willo é um robô que quer substituir a sua escova de dentes 2019 [Internet]. [cited 2021 Oct 20]. Disponível em: https://techcrunch.com/2019/06/13/willo-is-a-robot-that-wants-to-substitua a sua escova de dentes/?guccounter=1

81. Quick S. Produtos e serviços dentários. British Dental Journal. 2020;228(4):309.

82. Turner J. Há realmente mais proprietários de telemóveis do que de escovas de dentes? 2016 abril 10 [Internet]. [citado 2021 Out 20]. Disponível em: https://www.linkedin.com/pulse/really- more-mobile-phone-owners-than-toothbrush-jamie-turner

83. Arcadia Dental Arts. A escova de dentes do futuro? [Internet]. [citado 2021 Out 20]. Disponível em: https://www.smilearcadia.com/blog/the-toothbrush-of-the-future.

84. Medicina Dentária Familiar Progressiva. O futuro da escova de dentes (inteligente) [Internet]. [citado 2021 20 de outubro]. Disponível em: https://www.progressivefamilydentistry.com/the-future-of-the-escova de dentes inteligente/

85. Pure Smiles. Como será escovar os dentes em 2050! [Internet]. [cited 2022 April 4].

Disponível em: https://www.puresmiles.co.uk/news/what-brushing-your-teeth-might- look-like-in-2050

86. Associação Dentária Americana. Escovar os dentes [Internet]. [cited 2021 Oct 20]. Disponível em https://www.mouthhealthy.org/en/az-topics/b/brushing-your-teeth.
87. Associação Dentária Indiana. Escovagem [Internet]. [cited 2021 Oct 20]. Disponível em: https://www.ida.org.in/Public/Details/Brushing

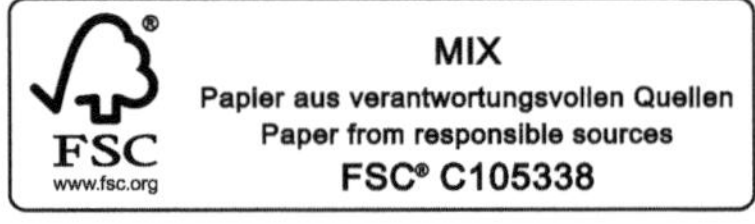

Printed by Books on Demand GmbH, Norderstedt / Germany